中医名医名家讲坛系列

程海英 ◎ 著

程海英 医针术融合十讲——研精髓 克顽疾

中国健康传媒集团

中国医药科技出版社

内 容 提 要

　　本书针对目前中医发展现状，从不同维度讲述了中医教育的核心，中医思维、诊疗的内涵，传承国粹的独到模式；以几种常见病为代表展示了具有中医特色的诊疗方案；精选出临证常见且属疑难的病例进行了临证验案分享，记录了诊疗的全过程，并对针方进行详尽解读，便于读者理解和学习。结合针灸学科特点，对临证常用腧穴进行梳理，从释名、功能、配穴到功能相近腧穴的比较，便于中医同道学习运用。希望本书可以使同道深刻领悟岐黄之精髓，将医针术融合克顽疾作为目标，使业内外人士对中医有更加深刻而全面的了解。

图书在版编目（CIP）数据

　　程海英医针术融合十讲：研精髓　克顽疾 / 程海英
著 . -- 北京：中国医药科技出版社，2024.10.
(中医名医名家讲坛系列). -- ISBN 978-7-5214-4910-5

　Ⅰ. R249.7

中国国家版本馆 CIP 数据核字第 20241LU475 号

美术编辑　陈君杞
版式设计　友全图文

出版　**中国健康传媒集团** | 中国医药科技出版社
地址　北京市海淀区文慧园北路甲 22 号
邮编　100082
电话　发行：010-62227427　邮购：010-62236938
网址　www.cmstp.com
规格　710×1000 mm $\frac{1}{16}$
印张　16 $\frac{1}{2}$
字数　220 千字
版次　2024 年 10 月第 1 版
印次　2024 年 10 月第 1 次印刷
印刷　河北环京美印刷有限公司
经销　全国各地新华书店
书号　ISBN 978-7-5214-4910-5
定价　**59.00 元**

获取新书信息、投稿、为图书纠错，请扫码联系我们。

中医药是一个伟大的宝库，经过世代传承，已经深深浸漫在一代代人的血脉中，它不仅赋予我们深厚的历史底蕴，还充满了生命科学的内涵，在历史的进程中，道经千载更光辉。如何培养真正合格的中医人才是关系中医药能否发展的重大问题，本书对中医思维理念、教学传承模式、医针术融合等问题进行了论述，目的是为当下的传承模式、途径和方法提供有益的借鉴。冀望于尊重中医药发展的规律与特点，推进中医药教育体制改革和中医药继续教育的深化，将院校教育与师承教育结合，通过多形式、多层次、多渠道的教育，培养中医人、凝聚中医心、实践中医行，推动中医药学术进步和中医药事业发展，更好地造福民众。

中医的传承之路是不平坦的，培养明医付出的艰辛要超过西医数倍，中医独特的医疗体系和思维方法，决定了学中医必须熟读经典、大量临证，没有临床的积累是出不了明医的。疗效最能体现中医学的生命力，明医最可贵之处在于疗效好悟性高，而悟性又是思维、思考、思辨的综合能力，发展中医、造就人才靠的就是深厚的中医底蕴、中医文化和中医临证。古往今来任何中医大师都不靠假说来成就，都无法在实验室、动物室里产生。如今中医学科分类过细，从某种角度上来说不利于中医治疗学的宏观调控，相比而言，针灸作为特殊技能的治疗手段是打破学科分类的利器，它可以超越学科界限，依从四诊辨经辨证确立治则治法，结合不同针具的运用，最大限度地满足不同学科患者的需求，利用医针术融合，实现病种数量和疗效的最大化，同时也将改变目前针灸学科治疗病种单一的被动局面，推进针灸治疗学乃至中医学的发展和延伸。

　　"中医不是慢郎中"，对此我的理解是：对于西医学诊断明确，但病因不清且没有明确有效治疗方法、又严重影响或威胁患者生命或生存质量的疾病，如若通过中医针灸的介入，达到控制疾病进展和恶化的目的，那么这句话的内涵才能真正体现。本书通过常见疑难顽疾诊疗常规的制定，结合验案的内容，将诊疗全过程记录在案并予以分析讨论，展示了诊疗思路和途径，相信会对目前中医诊疗方向、方法有所启发，如果在读者中产生共鸣恰恰是笔者所期待的。从2015年开始作为老中医药专家继承工作指导老师的我，将竭尽所能继续中医的传道授业，真心希望把本人在传承路程中的亲身经历、点滴体会、深刻感悟分享给大家，告诉读者中医究竟是什么，她的优势和独到之处如何体现，中医病案如何书写等等。最终目标就是明确如何做一名既具有深厚中医底蕴，又知晓西医学内容，将中西医学科融合的，患者可以信赖的优秀中医医生。

程海英

2024 年 10 月

目 录

程
海
英

第一讲
正本溯源　上下求索

在 40 余年的行医历程中，经我诊治的患者不在少数，复杂的病例也见过很多，在临证治疗原则的确立过程中，我首先考虑的是疗效。尽管我酷爱中医，但遇到不同患者和病种时我会理性地选择适宜的治疗方法。因为我深知中医、西医是完全不同的两个医学体系，尽管他们的着眼点、切入点有不小差异，但关键是医生如何发挥其各自的优势，让患者利益最大化，对此，我们应该科学、理性地看待。

由于在医院工作的便利条件，几十年来我和家人的医疗都是以本院为主，中医治疗自然成为我们的"主流医学"。尽管对"西医诊疗疾病只关注局部"有所耳闻，但毕竟体会不深。多年前发生的一件事，使我切身感受到了西医的治疗理念与中医的诊疗思维差异还是很大的。

2016 年元旦，家人突发主动脉夹层，在诊断明确后马上转到了一家在全国享有盛名的心血管专科医院。入院后患者持续发热，尽管每天坚持应用抗生素，但体温始终在 38.5℃左右，几天过去了，情况没有任何改观。除此之外还伴有口苦纳呆、不欲饮食、数日未解大便、腹胀如鼓、背腰部疼痛、彻夜难眠，舌红苔黄厚腻，脉滑数。当和医生通报病情，希望其给予退热和灌肠通便治疗时，对方的答复是："抗生素已用，开塞露也给了，退热药一般情况是不用的，至于灌肠，我们是从来不用的。"面对这种应答，我只有中医这一条路可走了。于是我根据患者的四诊进行辨证分析，考虑其属于湿热内蕴、外邪侵袭之证，我给患者开具了清开灵口服液20mL、连花清瘟颗粒12g，只服用了1次，2个小时以后患者的体温降至36.7℃，尽管次日体温又有波动，但基本维持在37.5℃左右。后来又加用了北京中医医院的院内制剂——除湿丸，很快患者体温恢复正常，直至出院未有反复。而对于数日未解之大便，我最终选择了给患者用番泻叶15g泡水喝，只喝了几次，总量不过几百毫升，患者在24小时之内排便8次，大便污浊腥臭，全是宿便。自此开始，患者的腹胀明显消失，背腰部疼痛大大减轻，食欲开始恢复，睡眠障碍也大为改观，患者自觉身体逐渐好转。1周以后，患者病情平稳出院，进入保守治疗阶段。

这个病例的经治历程引起了我和周围医生的反思，从表面上看，中医所治疗的仅仅是发热、便秘，所用的中药似乎与主动脉夹层没有任何关联，但是如果不是及时有效的中药干预，患者的全身情况将直接影响到疾病本身。有西医常识的人非常清楚，此时的便秘势必会增高腹压，而腹压的增高对于急性期主动脉夹层的患者来说无疑是有极大威胁的，特别是对于腹主动脉夹层来说，由此引发的血管破裂会把患者推向万劫不复的险境。我庆幸我的当机立断，及时融入中医治疗才扭转了被动局面，使患者转危为安。当然不可否认西医的降压、止痛治疗也发挥了应有的作用。

这个真实的病例让我不得不认真思考很多问题，如何看待中西医不同的内涵，如何把控中医在现代社会中的应用，如何理性地予以评判和思考中医今后的传承、发展之路，这些问题已经是不可回避的了。

一、中医是什么

中医不仅仅是和西医相对的概念，还有其固有的深刻内容。西医不过几百年的历史，而中医已有上千年的历史，因此中医有着更深层次的含义。最早提出"中医"一词的应该是东汉史学家班固《汉书·艺文志》中的"有病不治，常得中医"，原文是："经方者，本草石之寒温，量疾病之深浅，假药味之滋，因气感之宜，辨五苦六辛，致水火之齐，以通闭解结，反之于平。及失其宜者，以热益热，以寒增寒，精气内伤，不见于外，是所独失也，故谚曰：有病不治，常得中医。"这段话的意思是，经方是根据药物的不同属性、疾病的病位和轻重、药物的性味功能以及自然界气候的情况，应用相关的方剂使机体恢复平衡的状态。如果辨证失误，用方失宜，就会使精气受损，而最后说的两句蕴涵着辨治的精髓，其所说的"中医"实际上是一种常态，是治病应当达到的中和平衡的状态。

记得在一次国学的讲座中，主办方让我以中医文化为主题进行讲述，讲课结束后一位70多岁的老者向我提出了一个问题，他问中医的"中"是否是中庸的意思，我当时回答道：也可以这样理解，但我的理解是"中和"之意。换言之，中医就是通过各种方法最终使得机体达到中和、平衡、协调状态的一门医学，而绝不仅仅是公众所理解的"中国医学"这一狭义的概念。

国医大师任继学老先生曾说过，"不到六十不懂中医"，此话颇有道理。很多人认为科学讲究清晰、讲究量化，而中医的整体观似乎常常是模糊的，如何看待这个问题，究竟是清晰更接近事物的整体本来面貌，还是模糊更接近事物的整体本来面貌呢？在中国文化里，中医恰恰是在模糊中间有着极其精准的一面，这也就是中医博大精深之所在，而浅尝辄止者焉能体味其中的奥妙无穷？实践是检验真理的唯一标准，中医的治病养生作用大概无人能否认吧？中医经历了几千年的实践检验，至今仍有旺盛的生命力，证明其是经得起实践检验的，所以我认为中医是内容最丰富、最有条理、最有效的医学科学。

二、整体观是中医的精髓

真正的中医，一定是从整体上把握人体，而且一位好中医应该是位全科医生。目前在临床上经常可以看到很多患者到医院看病不知道该挂哪科的号，有些患者的疾病比较复杂，常常涉及多个系统，此时患者会奔波在几个科室之间。

其实，我们在校时学习过的《扁鹊仓公列传》就记录得很清楚："扁鹊名闻天下，过邯郸，闻贵妇人，即为带下医；过雒阳，闻周人爱老人，即为耳目痹医；来入咸阳，闻秦人爱小儿，即为小儿医；随俗为变。"由此不难看出，古时候的中医是全面掌握中医辨证精髓的。从实行院校教育开始，中医临床采取分科教育的方式，如果说这样做是为了条理清晰便于学习尚可理解，但是到了医院又在内、外、妇、儿的基础上进一步细化科室，恐怕就偏离了中医诊病的主线了。众所周知，历代名医，无论是医圣张仲景，还是药王孙思邈，都不是治疗某一类疾病的专科大夫，张仲景的《伤寒杂病论》、孙思邈的《备急千金要方》几乎无所不治。自古以来，中医通常是医药不分家的，名医通常都是精通药学的，自己开方，自己备药。明代医药学家李时珍，既写出了药学巨著《本草纲目》，也有《奇经八脉考》和《濒湖脉学》传世；清代名医汪昂，也著有经典药书《本草备要》。古时候中医治病，针灸和方药常常相互为用，如今内科医生极少有用针灸治病的，而针灸医生除了简单的几个方剂以外也较少开汤药，至于经方就更谈不上了。就以我所在的医院来说，当初一个大内科，如今也分成了心内科、呼吸科、消化科、痹证科、血液科等。这样的思路，是否是真正的中医思维呢？

1949年以来建立的中医院校，基本参照了西医教育模式，将本为一体的中医、中药分开，并将中医临床按各科进行细分，所以在大家的观念里，中医和西医一样，也是严格分科的，甚至去中医院就诊时，也自觉地挂皮肤科、普通外科、泌尿外科、乳腺外科等。现在的中医医生已经习惯了分科的模式，往往会不由自主地把疾病分科。这无疑是脱离了整体观，造成了一种局限性思维，容易形成"头痛医头，脚痛医脚"的治标思路，而对中医强调的治病求本的理念逐渐淡忘了。在疾病的诊查中真能分得了科吗？临床常见的咳嗽，虽然看似病位在肺，难道与脾失健运无关？与肾不纳气无关？与木火刑金也无关吗？正如《黄帝内经》所云，"五脏六腑，皆令人咳"，如此说来，咳嗽除了涉及呼吸科以外还涉及消化科、肾病科等，难道让患者穿梭在这些科室间吗？其实，真正的好中医是不分科的，也分不了科，否则诊疗与盲人摸象又有何异？在众多的分科中，针灸科是唯一不以疾病的学科系统进行分类的，换言之，针灸科是真正意义上的全科。确切地说，中医走向世界，应该是针灸最先走向世界，相比很多国家对中药的法律限制而言，针灸生存的空间无限大，也让世界感受到针灸的魅力。中医针灸走出国门的事实，中医在逆境中得以保留下来的事实，难道不正是她生命力的表现吗？中医生命力中最重要的就是中医学说最核心的部分——整体观念，治病求本。

三、用中医思维诊病

（一）审察病机　无失气宜

为了说明中医治病的思路，我还是以本章开始的那个主动脉夹层患者为例。患者高热，口苦纳呆，不欲饮食，腹胀如鼓，大便已经7日未结，背腰部疼痛，彻夜难眠，舌红苔黄厚腻，脉滑数。对于这个患者，如果我把中医的四诊告诉大家，相信大家经过辨证都会开出有针对性的治疗方药，但现实是一旦知晓了西医的诊断后，就被"主动脉夹层"给吓住了，对于用中医治疗这个方案绝大多数人是既不敢想更不敢用，这是目前中医队伍中一个共性问题。患者高热多日，又有明显的阳明腑实之痞、满、燥、实征象，如果按照仲景的思路，这不正是运用承气汤的病症吗？只是由于患者住在西医医院，没有煎药的条件，因此变通了一下改为口服清开灵、连花清瘟颗粒并用番泻叶泡水服下。之前虽然每天都在喝蜂蜜水，都在用开塞露，但是毫无效果，究其原因可以举例说明：一口干锅架在熊熊燃烧的大火上，如果只是一点一点地往上浇水，你就是把几桶水耗干，最终也不可避免地会将大锅烧破，如果是人呢，命自然也就没了，这就是我们常说的扬汤止沸，于事无补。在整个治疗中所用的中药没有一味是治疗主动脉夹层的，但是用药以后患者得以顺利排便，腹胀全消，体温正常，最可喜的是有食欲，想吃饭了，随后疼痛全无，夜间也可以保证几小时的睡眠，精神状态明显改善，经发病2周后的影像学复查，专家明确表示可以继续保守治疗进行观察。通过这个病例，我感触最深的是：如果单纯就主动脉夹层来说，中医无从下手，但是在临床上绝不要受西医病名的禁锢，关键是不要让这些可怕的诊断禁锢中医的思维，运用我们中医的四诊合参，运用各种辨证手段，时刻牢记中医的精髓所在，只要选方用药准确，解决了患者的病痛，那就是最好的结果。当然这只是我几十年行医历程中经历的最为惊心动魄的病例，但也就是这个病例带给了我极大的收获和感悟，更加坚定了用中医思维诊病、治病的信心。正如《灵枢·九针十二原》所云："言不可治者，未得其术也。"《素问·至真要大论》："余锡以方士，而方士用之尚未能十全，余欲令要道必行，桴鼓相应，犹拔刺雪污，工巧神圣，可得闻乎？岐伯曰：审察病机，无失气宜，此之谓也。"

（二）同病异治　异病同治

中医诊病的关键环节是辨证准确，因此临床上可能在截然不同的疾病中却采用了类似或者完全相同的治法，而在不同疾病、不同症状的情况下却采用同样的治法，这就是中医诊病的奥妙所在。

1.同病异治

感冒是任何人都会经历的，西医学一般诊断为"上呼吸道感染"，患者如果看过西医都会拿到相似的药物，无非就是抗炎、退热等药，但是到了中医这里，治疗一个普通的感冒却可以反映出医生的水平。我在临床上经常可以遇到患者患感冒1周甚至半个月还未愈的情况，当问及其诊治过程时对方会拿出很多服过的药物，其中中药的种类不少，感冒清热冲剂、板蓝根冲剂、金花清感颗粒等等，这些药都是西医大夫同时开的，结果疗效并不满意。其实只要有一两年临床经验的中医大夫就十分清楚，这是用药不当所致，用中医的术语来说就是"失治""误治"。按照目前中医内科学的规范诊断，仅就感冒来说证型就分为风寒感冒、风热感冒、暑湿感冒、气虚感冒、阴虚感冒等5种，临床上也可见夹时行感冒或阳虚感冒等不同类型，因此根据不同辨证其治疗法则分别是辛温解表、辛凉解表、清暑祛湿解表、益气解表和养阴解表，所用的方药也各有不同。面对如此复杂的感冒，哪里只是感冒清热冲剂所能够解决的呢？有些西医大夫认为几种不同的中药同时服用可以扩大治疗范围，理所当然地认为这样就可以把感冒治好。殊不知这种治法会越治越坏，而且犯了中医古籍中早就指出的"虚虚实实"之戒，之所以会出现此类错误就是因为中西医诊病的思路是有极大差异的，一个大众极为熟悉的感冒尚且这么复杂，何况其他病症呢？

在我几十年的临床中诊治的中风患者也不少，西医的治疗是按照卒中单元进行的，只要将其分为缺血性和出血性以后，治疗大法是统一的，除了急性期的治疗略有不同以外，恢复期以后就基本一致了。而我在临床上遇到的中风患者，会根据他们的病机、辨证的不同采用不同的法则予以治疗，在针灸方面所用的方法也因人而异，各不相同。患者以肢体功能障碍为主的重点以金针王乐亭大师的手足十二针为主；出现肌肉萎缩的选用火针点刺治疗并考虑加用透刺治疗；以语言障碍为主的要选择局部与远端穴位相结合的配穴方法，如廉泉、通里、照海等；以便秘为主时必用下合穴；而对于尿失禁、尿潴留患者则选用俞募配穴外加温通的方法。由此可见，中医的治法既是多样性的，又是有针对性的，它是以个体差异作为治疗大法确定的前提，因此这种诊治思路才是有内涵、有深度的。

2.异病同治

如果病机相同，即便所患疾病不同照样用同一种治疗法则。此时中医治病的法则，不是着眼于病的异同，而是着眼于病机的区别，所谓异病同治，既不取决于病因，又不取决于病症，关键在于辨识不同疾病有无共同的病机，病机相同便可采用相同的治法。例如久痢脱肛归属于肛肠科，子宫脱垂归属于妇科，胃下垂归属于消化科等等，虽然属于不同系统的不同的疾病，但如果均反映为中气下陷证，就都可以用升提中气升阳举陷的方法治疗，代表方剂就是李东垣的补中益气汤，在针灸选穴上百会穴就是必取之穴了。又如，只要病机转化为痰湿内阻就可以毫不犹豫地确定治疗大法为祛痰化湿，无论是痰湿咳嗽、痰湿脾失健运、痰湿头痛如裹还是痰湿眩晕，丰隆这个穴是一定要用的，因为丰隆在腧穴中是治痰要穴。正因为如此，临床上对中医医生的要求自然是比较高的，换言之，要想成为一名优秀的中医医生，没有几十年的修炼是不可想象的。

当然，我常听到一些人说，西医的科学性就表现在到任意一家医院就诊，得出的结论大致都是相同的，因此所用的治疗方法甚至药物都是一致的。而中医则不然，一个患者如果找了几个中医医生看病，开出的处方可能都有差别，据此认为中医不规范。我认为同样一种病中医有多种治疗方法，可以用中药，也可以进行针灸、按摩，即便同样是运用中药，照样可以开出不同的处方，也会收到同样的效果，这就是中医的多样性和有效性，所谓"条条大路通罗马"就是这个道理。这恰恰是中医的特色，如今却成了其他学科诟病中医的依据。一个中医人的医学水平，取决于个人的天赋、素养，还有掌握知识的综合性，中医是博大的，中医、西医是两种截然不同的世界观和方法论，这就决定了他们有不同的认识问题和解决问题的方式方法。西医诊病注重数据，依靠化验、影像资料，而中医注重四诊辨证。大量的临床实践说明，相当一部分疾病等到反映出指标异常的时候，疾病也已经进入晚期了，因此要特别注意关注患者自身的感觉，这点非常重要。假如你想用中医的办法治疗，最简单的办法就是老老实实地运用中医的四诊收集资料，运用中医的辨证思路去认证，运用中医的思维去开药，这样才能达到预期的效果。

第二讲
总览全球　审视中医

一、国际中医

这个话题要从我2010年去巴西谈起。2010年10月10至22日，应巴西圣保罗大学医学院及巴西针灸学会圣保罗分会的邀请，我随世界中医药学会联合会代表团，赴巴西圣保罗参加了"圣保罗首届国际针灸大会"，并在圣保罗针灸培训班上进行了为期3天的针灸讲座，60多位巴西针灸学会会员参加了培训班。在出国前的备课中巴西方面特别提出要求：希望主讲人要讲"贺氏三通法"的相关内容。在收到通知的那个时刻，我真切感受到了贺老的魅力、针灸的魅力。在此之前，我因常年承担国际针灸教学工作，接触了很多东南亚、欧洲、非洲等国家的学员，了解到针灸在这些国家应用的一些情况，因此对国际针灸中医的现状多少还是有所掌握的。就国际而言，针灸水平的发展也是不平衡的，针灸的技术程度也不尽相同，普遍说来水平比较有限，只是比较死板地学了些皮毛，知道什么病选用哪些腧穴，至于深入辨证辨经基本谈不上，而且对于贺老的三通法也是知之甚少。在我的想象中，远在南美的巴西针灸不过是刚起步而已，去讲课就是"扫盲"，哪知对方竟明确提出了"贺氏三通"的内容，可见该法影响力之大。待我来到圣保罗亲自为他们讲课时，我发现这些学员的针灸水平几乎超过了之前所有来华学习针灸的医生。听课过程中他们不时提出一些有一定深度、有一定价值的问题，同时还将疑难患者带来请我诊治，从中学习针灸治疗原则和配穴方法以及不同的针具针法，3天的授课涵盖了妇科、精神科、神经科、五官科、肿瘤科等多学科的针灸治疗经验。在大会的最后特意安排我进行了"贺氏三通法的临床诊疗经验"为主题的操作演示，获得学员和与会者的一致好评。通过巴西之行我才真正领会了我的老师贺普仁多次谈起的：针灸首先走向世界，从而带动了中医走向世界。

　　2012年，我作为世中联的特聘专家赴西班牙马德里担任国际中医药专业技术职称考试的考官，通过几天的辅导培训和最后的考试，给我的突出感觉有几点：首先，当地医生对针灸极为热爱，是真心实意地希望学好针灸为病患造福；其次，面对当地全民医保的现状，而针灸又未被纳入医保范畴这个特殊性，当地患者对他们的医疗水平要求很高，因此必须不断提高业务能力、医疗质量，这样才能赢得患者，使自身得以生存；第三，他们普遍比较注重细节，在针灸操作的每一步都十分认真，而且对常用穴的掌握情况并不比国内的针灸医生差多少，在个别情况下甚至还有超过国内医生的。考试分几部分进行，笔试包括中医基础、中医诊断、针灸理论、解剖学等等，技能包括点穴、实操等内容，经过紧张严格的考核，最终除一名考生没有通过外，其他的考生全部通过了考试。

　　以上两次的亲身经历不得不让我静下心来细细思考，当国内一些人在不遗余力地谈论中医是否是伪科学、中医只是经验科学时，国际上却出现了针灸热、中医热，这难道不是莫大的讽刺和滑稽吗？我始终在想，对中医妄加评论的人当中，有几个人去认真琢磨先贤的至理名言，有几个人真正聆听过痊愈患者的心声，又有几个人是真正了解或掌握中医的呢？著名科学家钱学森坚持认为中医学是一门科学。有学者认为对于科学的定论应该包含3方面的内容：科学是人类对客观世界的认识；科学是反映客观事实和规律的知识体系；科学还是反映这些事实和规律知识体系的相关活动事业。从这个定义来看，关于"中医是科学"这个问题，是不应该再有什么争议了。

国医大师贺普仁先生在20世纪80年代提出了三通法，北京率先成立了针灸三通法研究会，后来国际上一些国家也成立了三通法研究会，仅我工作的针灸科目前就有十数人在国外从事中医针灸工作，他们为当地的患者解除了病痛，带来了福音，成为很多国家的医疗保健力量。这些事实都表明，随着现代社会激烈竞争的存在和生活水平的不断提高，世界各个国家对医疗保健也不断提出了更高要求，而中医药以其完整的理论性、高度的有效性和科学性，在未来医疗保健事业中将发挥着不可替代的作用，得到国际社会中医药卫生界的共识。

大家可以清楚地看到，中医药在国际上的传播由来已久。在唐朝时期中医药就开始了与国际的交流，1972年尼克松访华时，《纽约时报》有关针刺麻醉的报道更引起了西方医学的关注。中国加入世界卫生组织（WHO）后，给中医药在世界上的发展带来了新的机遇，中医药在国际上的发展令人鼓舞。中国与世界各国卫生部门签署的卫生合作协议及备忘录中，有很多含有中医药的合作项目或内容，各国政府和民间对中医药的兴趣和信任程度越来越高，中医药已遍及140多个国家和地区。许多国家先后成立了中医药学会和一些区域性的中医药学术团体，中医医疗服务在国际上日益广泛和壮大。除了各种各样的针灸和中医诊所外，在一些国家中医已经进入了正规的综合性医院，设立了中医科，甚至在一些发达国家建立了中医医院，各国政府对中医药也越来越重视，有些国家和地区已经为中医药立法或正在准备立法。由此可见，中医药范围进一步扩大，影响进一步加强，中医药的国际地位不断提升。

二、国内中医

中华人民共和国成立70多年，党和政府对中医事业给予了极大关注。从1956年成都中医学院、上海中医学院、广州中医学院、北京中医学院等4所中医学院成立至今，各省市相继成立了中医院校，投入了大量人力、物力、财力，建立了许多研究院所、中医医院，培养了数以万计的中医本科生，硕士、博士研究生，近年来又颁布中医药相关法律法规，如此说来不可谓不重视中医。但现实情况却是中医严重西化，后继乏术，医治范围逐渐缩小，中医界心头有种挥之不去的危机感，难怪众多老前辈发出了拯救中医的呐喊。反差如此之大，原因何在？

（一）中西权重

中医高等院校是中医人才的摇篮，但即便是在这里，中医教育也面临着西化的命运。学生1/3时间学西医、1/3时间学外语、1/3时间学中医，已经成为普遍现象。一些中医经典课程不断被删减，或沦为选修课，而西医理论却日渐强化。目前很多院校，在教学时间的安排上，中医的课时越来越少，相比之下非中医的课时越来越多，对这一点我有很深的体会。我从1987年开始承担大学课堂教学工作，我所讲的针灸学这门课程，从20世纪90年代的100学时减少到如今的60学时。要知道，针灸学是一门操作性、实践性很强的课程，腧穴的定位必须准确，当初每讲完一条经脉的腧穴就会在课堂上为学生进行点穴，如今被减掉40%的课时，根本没有时间完成这部分内容。作为中医系的本科生，针灸固然不一定是其今后的专业方向，但是我接触的针灸专业七年制的学生在校的课程安排中强化的是外文课程，而作为主流的针灸专业水平甚至还不如一些中医专业的本科生。个别院校甚至将四大经典、针灸学作为选修课，取而代之的是大量的西医课程。很多学生外语和计算机水平很高，中国传统文化修养却很差，有的读不懂《黄帝内经》《伤寒论》，有的甚至连基本的《药性赋》《汤头歌诀》也不会背诵。更可怕的是，受教育层次越高，离中医特色越远，很多中医研究生不在中医理论基础及临床实践上下功夫，而是按照西医的模式，研究细胞和分子，做大量的动物实验，说是"中西医并重"，实际上是"重西轻中"。结果，很多学生毕业后既不懂"望闻问切"，也不会开方配药，不过是徒有虚名的中医。一些专家尖锐地指出："现代中医教育把学生变成了中医不精、西医不通的半成品。"话虽偏激，却不无道理。更糟糕的是，授课老师中有相当一部分本科不是中医专业，只是由于诸多因素考取了中医研究生，因此其本身对中医的认识就有限，个别人甚至完全不相信中医，在课堂上也存在误导学生的现象。中医内科夹杂西医病名，西医的生理病理概念大量充斥中医教材，西医俨然成为主体，中医沦为辅助甚至附庸。诊疗规范唯西医是从，临床检查诊断西医化，中医治疗方案则简单化、机械化。在课堂经常会听到如下的声音：肿瘤就用斑蝥、白花蛇舌草、半枝莲；病毒就用清热解毒药；中风就用活血化瘀药；高血压就用镇肝息风药，凡此种种完全是西医药理课的翻版。正因为如此，在实习过程中学生经常会问什么病用什么药、选什么穴，原本博大精深的中医学就这么被肢解了。

早在严重急性呼吸综合征（又称"非典"）时期，国医大师邓铁涛就说过："中医院校目前培养不出来高明的医生，这是带有普遍性的现实，令人可怕的事实！……是国家中医教育必须改革的重大问题。"中医教育改革的目的是培养高明的中医人才，是明医而不是空有虚名的"名医"。我曾经看过吉良晨老师写的一篇题为"从非典的防治谈中医学与太极拳"的文章，全文洋洋洒洒近万字，以非典为切入点论述了中医诊病治病途径，特别强调阴阳平衡对人体的重要性。就非典而言，中医不是单一地去杀死病毒，而是通过辨证确定证候，然后选方遣药给以整体调节，这才是中医学的精髓。如果中医功底不深、中医理论不扎实，只能机械地选择清热解毒药应付，那么结果就不言而喻了。文章中吉老特别讲述了在20世纪70年代为著名民主人士章士钊老先生诊病中碰巧遇见周总理来探望章老的事情，其中吉老和总理谈及了一些中医的问题，后来总理曾感慨地说："如果我们不很好地学习中医，将来有可能到外国去留学中医。"此话意味深长，扣人心弦。吉老的这个经历也在我脑海中留下了深刻的印象，因此，中医后备力量的培养必须从高校抓起。为此，我多年前特别写了一篇题为"当前中医教育值得关注的问题"的文章，发表在《辽宁中医药大学学报》上。

（二）病症权重

目前患者普遍有过如下经历：首次到医院看病（特别是西医院），经常会拿着一摞化验单，做各种检查，待结果出来后医生方可进行疾病的诊断。西医学普遍是用数据说话，因为疾病的诊断必须以数据为前提，如果没有数据则疾病无从诊断，那么治疗当然就谈不上了。而中医诊病更重视四诊收集的资料，经过四诊合参，分析病因病机，认真辨证，即便指标没有异常照样可以进行诊断，自然也可以确定治疗原则并予以有针对性的治疗，因此中医是用症状、辨证说话。临床上有症状但是没有指标数据与此配套的情况比比皆是。因此，只有认真掌握多种辨证方法才可以辨清疾病的本质，而眼下的情况是，无论在课堂上还是在临床上，基本是以辨病治疗为主了，完全背离了中医以辨证为主的治疗原则，难怪临床疗效不尽如人意。

仍以非典为例，西医学的疾病诊断已经很明确了，就是"严重急性呼吸综合征"，英文缩写为SARS，而该病在中医学中属于温病的范畴。西医的治疗自然是以抗病毒为手段、为目的，无论男女老幼、不分地域特点用药基本是一致的，但是中医的温病涵盖的内容就太宽泛了，南方气候多潮湿但也有偏燥者，北方气候干燥也有偏湿者，因此就决定了在具体用药中必须因人、因地、因时、因证制宜，但总的原则是以审证求因、辨证论治为大法。当今的社会，病毒变异性很强，想预先研究出有针对性的疫苗加以防范只是美好的愿望。现在回过头来看，广东的确对此疫情早有准备，尤其是广州中医药大学第一附属医院学术过硬，发挥了中医特色和优势，在国医大师邓铁涛的指导下，停用一切抗生素和激素，全部采用中医治疗，使患者完全康复。我的老师贺老在北京将火针方法应用于患者，同样取得满意效果。在中医来看，非典就是通常所说的"冬不藏精，春必病温"。温病可分为"风温热疫毒，暑湿秋冬痉"9种。还有一种是春温，在《温疫论》中早有记载，此属伏气温病的一种，中医称之为伏邪，因春天阳气升于地面而发病。非典从症状上来看很像春温，广东地处我国东南，气候多潮湿，春天因湿热蒸发而发病，故以湿为主；北京偏燥，尽管当年春天雨雪尚多，但风也多，故仍以偏燥为主。加之气温忽冷忽热，乍寒乍热，变化无常，体质虚弱的人自然不适应。至于为何有人得而有人不得，除了接触机会多少的因素外，还与是否具有抵御病邪的能力有关，正所谓"邪之所凑，其气必虚"啊！至于为何该病表现为肺部感染的居多，从温病学说来说，"温邪上受，首先犯肺"，这也是中医首先从温病角度来考虑此病的缘由所在，是与中医理论一脉相承的。中医学是整体医学、实践医学，有科学的理论作指导，又有完整、独特的理论体系，其中辨证是核心所在，不可废弃。

（三）统计与医案

在中医现代化的口号指引下，目前在评价中医疗效时一律遵循西医的统计方法，而且要有动物实验等基础研究作铺垫，否则不予以认可。尽管大量有效病案摆在众人面前，但是如果没有统计数据做支撑就只能属于个案报道。殊不知中医治疗是以证为核心的，证的判断必须通过望闻问切，脱离了四诊证从何来？谈到动物实验，就必须造病理模型，动物与人相距甚远，造出的模型很难体现中医特色，因为临床的一切证型的形成都是要有过程的，绝非几日可以转变的，而动物模型是按照人的主观意志强行干预的，这与中医的脏腑辨证、疾病转化毫无相同之处，如何作为检验的标准呢？诚然，中医少有动物、尸体、离体的实验，但中医是中华民族长期与疾病抗争的产物，从一定意义上讲，中医是以人为实验对象，而且是以整体的、有生命的、运动着的人体为实验对象，经过不断实践、不断总结、又不断经实践的检验、修正而产生的，这种实践从古到今从未间断，通过这种实践所获得的生命和疾病信息，远比动物实验来得真实、准确、可靠。

我常常和学生们讲，中医的特点就是多方位的诊病治病，同是一个患者，对他的治疗途径、切入点可以是不同的，就像数学题一样，并非只有一个解题思路，可以是多元化的，正是基于这个特点，如果按照一般统计学方法进行数据的机械处理自然无法获得期望的数值。举个最简单的例子，大家想到天安门广场，可以选择多种途径或交通工具，其中就包括步行、跑步、自行车、公交车、出租车等等，你能说其中哪种是错误的吗？既然选择了不同的方式，那自有道理，有的是在沿途观赏风景的同时顺便锻炼了身体；有的是在节省时间的同时又比较经济；有的则是为了追求舒适和快捷，凡此种种如何是用统计学数据能反映出来的呢？其中包含了多少内容啊！由此我认为中医是最真实的实践医学，神农尝百草就是这种实践的生动写照。经历上千年、亿万人的不断实践，积累了大量医疗经验，吸纳了当时的哲学、天文、地理等知识，相互融合、升华形成了中医理论体系，这一体系又经过不断实践、完善、发展，形成了如今的中医学。这么复杂的学科怎么是靠统计学能真正说明的呢？从根本上说，西医学是典型的生物医学或动物学，它将针对老鼠等动物实验结果应用于人体或是用于说明人体相关机制，这本身就较为牵强。相比之下，针灸学制定的许多标准，已经成为世界标准，全世界都须与此接轨，这才是推而广之的成功典范。

中医在临床上最重视患者的个体差异，同样的病，对不同体质的患者，其临床表现往往并不相同，治疗方法也就有所区别。西医对医案的重视程度远远不及中医，历代中医都有大量的医案，这些医案记录保存了大量的临床经验。然而现在的风气对中医个案并不重视，转而向西医学习重视统计，论文投稿如没有统计学处理将很难发表，评职称也受到很多限制。中医的灵魂在于辨证，强调个体差异，重视因人而异，在普遍性的基础上更加注重特殊性，根据不同患者自身特异性的脉证，选用最适宜的方剂。

第三讲
守正创新　坚定传承

一、传承挑战

"中医最大的危机是后继无人。"这是一位老中医的感慨，此语并非危言耸听，而是点中了中医人才培养的要害。目前我国中医界主要是一批60岁以上的中医在苦撑危局，有志于中医事业的年轻人越来越少，中医正陷入一场前所未有的"传承危机"。中医人才青黄不接，与中医项目收费低廉相关。以我亲身经历为例，作为一位主任医师，退休前每半天门诊我要为不少于70人的患者进行针灸治疗，那时按每位收取针灸费用25元计算，一上午也不过就是1750元；与此同时，如果我给患者开一张颅脑核磁检查单所用时间仅1、2分钟，费用接近千元，但两者技术含量、医生的付出差距不是一目了然了吗？当然，自2017年开始，有关部门调整了部分中医技能的人工治疗费用，上述情况有所改善。在中国医学体系中，中医和西医如同鸟之两翼，缺一不可，相对于西医而言，中医面临的最大挑战不是发展问题，而是生存问题。"前不见古人，后不见来者。念天地之悠悠，独怆然而涕下。"古代的扁鹊、华佗早已远逝，下一代的扁鹊、华佗又在哪里？思古观今，谁又能不为中医的命运忧心忡忡呢？

二、耐住寂寞，守住信念

我从40多年的行医经历中，深切体会到做一名优秀的中医医生必须有坚定的信念，不要被眼前的诱惑所干扰，中医博大精深，若非真心付出，不脚踏实地学习是无法理解无法感悟其中的奥秘的。《黄帝内经》是中医理论的渊源，真正悟透了《黄帝内经》的某一观点，就可能创立一个伟大的医药学派。历代名家没有不熟读经典的，金元四大医家等等莫不如此。秦伯未老师曾提出："余之教人也，先之《内》《难》《本经》，使知本也；次之以《伤寒》《金匮》使知变也；次之以诸家之说，与以博也；终之以诸家医案，与以巧也。"知常达变，举一反三，这是培养中医人才的途径。倘若后人能努力钻研，勤于实践，博采众长，亦大有可为。中医之证，是疾病的本质，是辨证的结果，中医不限于状态的描述，更重要的是辨证，是通过患者的整体状态求其本，这是中医之本，是取之不尽的源泉。

作为中医教师，应该既有临床功底，又有中医理论素养。目前中医教育是比照西医教育模式，也分临床、基础两大块，于是讲基础的不上临床，理论讲得很熟，自己却不大会看病。多年来我也曾和大学的同道们谈论教学情况，普遍认为《黄帝内经》是最难教的。因为《黄帝内经》表面上看虽是讲理论的，但却是指导临床的理论，精辟深邃，如果没有实践的品味、思悟如何能讲清《黄帝内经》的理论？此外，中医的确少有动物、尸体、离体的实验，但中医是中华民族长期与疾病抗争的产物，从一定意义上讲，中医是以人为实验对象，而且是以整体的、有生命的、运动着的人体为对象，经过不断实践，不断总结升华，又不断经实践的检验、修正而产生的，这种实践从古到今从未间断。而这种实践所获得的生命和疾病信息，远较动物实验、尸体解剖来得真实、准确、可靠。因此我同意将中医确定为实践医学，神农尝百草就是这种实践的生动写照，经历千万年、亿万人的不断实践，积累了大量医疗经验、知识，同时吸纳了当时的哲学、天文、地理等知识，相互融合、升华形成了中医理论体系，这一理论体系复经几千年的不断实践、完善、发展，就形成了现代的中医学。

中医的传承过程是辛勤付出的过程，大量事实足以证明：要成为一位中医的明医没有任何捷径。正所谓"一分耕耘一分收获"，以我个人的经历体会而言，经过院校的规范化教育，配合师徒的传授，再加上个人的努力才有可能造就真正的明医。自古以来以师带徒、师徒传承，就是我国中医人才培养的传统模式，数千年来，这种模式造就了很多医术精湛的名家，口传心授、因材施教，成为中医教育的一大特色。如果我本人没有师承贺老的经历、没有诸多前辈的教诲、没有跟师襄诊的过程，很多东西我终身都不会知晓，更谈不上掌握了。当然绝不能仅仅限于形式上的跟师，课下必须消化吸收，揣摩含义，分析推敲，这个过程经常是枯燥的，有时甚至是没有头绪的，自然更不会很快获益，因此必须静下心来，放弃杂念。中医临床中有很多病是初次接触的，像"非典"流行，乃世人初见，何谈经验之有？但依据中医理论进行辨证论治，照样取得肯定效果，能指导实践、认识和改造客观世界的中医理论不容否定。现在的中医专业学生，相当一部分是带着对中医的迷茫、无奈来求学的，很多学生是由于报考西医专业时分数不够而调剂到中医专业来的。大学课程中西各半，实习时遇到的是严重西化的中医院，还要找工作、准备考研，怎么能专心学习中医呢？接触临床后看到中医院也没有特色，上来也是一大堆检查、检验，很多年轻医生开药以中成药为主，全然没有任何中医的辨证。学生们面对如此现状自然会有各自的想法，和我们当初立志为中医事业奋斗终身相比有天壤之别。即使他们中间有同学考上了中医硕士、博士，由于形势所需，也主要学西医课或做实验，知识面似乎是拓宽了，但很多同学在读博士期间居然从未上过临床，难怪相当一部分高学历中医人才的中医功底无人敢恭维啊。

大量事实说明：中医不仅仅是学出来的，更重要的是悟出来的。因为中医不只是知识性的，它是讲宇宙天人合一的健康道理，正如古籍中要求医者须"上知天文，下知地理，中晓人事""近取诸身，远取诸物""通神明之德，类万物之情"。正是因为有几十年的亲身经历，所以，在2022年，作为国家中医药管理局第七批老中医药专家继承工作指导老师的我将"初心如磐，笃行致远"作为职业格言，将"耐住寂寞，坚定信念，不负韶华"作为对传承人寄语。

第四讲
授业解惑　传承国粹

我从1985年参与教学工作至今将近40个年头了，起初只是承担临床带教工作，之后逐渐开始投入课堂授课，所教的对象既有在校的大学生、研究生，也有成人教育、第二学历、西学中学员等不同群体，期间还有2年多的专职教学管理工作，总之参与了大量的多方面的教学工作。在前辈的栽培和自己的努力下，我在教学工作中同样取得了成绩，现在回顾这些，我个人体会到：我之所以能对教学工作如此投入，有如此浓厚的兴趣和热情，归根结底是希望将中医瑰宝传承下去并发扬光大，就像当年我的老师们那样辛勤耕耘，诲人不倦。

一、初上讲台

进入医院的第3个年头的1985年，科里就安排我参与教学工作。我带的第一批学生是针灸专业的专科生，在这批学生中有不少同学当年高考的分数是可以考入其他专业本科的，就是由于有明确的专业取向，立志从事针灸专业才屈就专科。正是了解到这个信息，我在带教中格外上心。利用科里的优势，从进针到点穴、从配穴到治疗，特别重视他们的实操，创造条件让他们实践，在师生双方的努力下，后来这个班的学生基本从事了针灸专业，几十年过后他们都成为针灸的中坚力量，不少人走出国门，把针灸技艺奉献给了世界。

到了1987年，科里安排我承担10学时的课堂授课，这是我第一次走上大学的讲台，而且我所承担的科目并非针灸学而是中医学基础。事前我了解到这个班里有很多学生是西医大夫，这对我来说的确是个挑战，因为那时我参加工作仅5年的时间，临床经验很有限，中西医水平均不高，生怕在讲课中被问住，因此压力还是很大的。为了这10学时的课程，我付出了十几倍的时间进行备课，书写教案、模拟试讲、掐算时间，哪个细节也不敢放过，在讲课之前我还听了科里王京喜老师的讲课，当时王老师讲课看上去很轻松，语速适中，娓娓道来，自如而有层次，不时还提出问题与同学进行互动，课堂显得很活跃，下面的学员听得也很投入，一节课下来收获很大。根据王老师讲课的具体情况，我对自己的教案进行了一些调整，在认真细致的准备下迈向了大学的讲台。那时的针灸教研室管理很严格，记得是李洁力老师亲自到课堂听我的课，2学时的课下来，李老师给予了我充分的肯定，并在细节上如语速、板书等方面进行了指点。初次的成功使我信心倍增，接下来的授课顺利地完成了，至此开启了我授课的生涯，再后来医院组织小讲课也给了我锻炼的空间，从那时起我越来越喜欢讲课，每次授课的结束自己都有一种满足感。当年在迎接第3个教师节到来之际，医院首次进行了教学工作总结表彰，初上讲台的我被评为当年的优秀教师，同时奖励了我一盏台灯。日后这个台灯陪伴了我很长时间，很多教案、讲稿就是在这个台灯下完成的。

二、提升教学质量

由于针灸医学蓬勃发展，很多中医院校纷纷开设针灸专业，这样我们的教学任务就日益繁重。过去给中医专业授课只是讲一门针灸学就可以了，不过百学时，但对于针灸专业来说就远远不够，按照大纲的要求需要开设针灸史、腧穴学、经络学、刺法灸法学、针灸治疗学等等，总计学时约 500 个。那时教师没有单独的备课时间，基本是利用工作之余来进行，授课费也很低，而且正常的医疗是不能耽误的，所以除非是科室安排，很多情况下大家都不会主动要求讲课。也正是在这种情况下给了我很大平台，我内心希望把针灸专业的全部课程都要讲一遍，这样以后再给非针灸专业授课时我的素材就会很多，那样就会从根本上改变照本宣科的局面。在具体备课中遇到的最大问题就是如何在数百学时的课堂上让学生没有听觉疲劳，始终保持兴奋的状态，这就要求教师必须保证授课内容的新颖，能紧密贴近临床，充分让学生们感到课程的实用性。为此我查阅了很多参考书，包括针灸古籍文献、不同版本的针灸教材、针灸临床经验集等等，在结合临床的基础上融入以上内容，同时在授课中注意合理地运用板书，包括表格、示意图等等，这些努力都收到了了很好的效果。记得在 20 世纪 90 年代初，为了提升北京地区中医教学质量，北京市中医管理局组织其所属医院的老师进行了一次教学授课观摩，在此之前责成我们医院进行授课老师的选拔，当时我和另一位老师作为候选人进行准备。在正式选拔之前，我首先在科内进行试讲，除了科里的同事以外，针灸教研室周德安主任还特意请来了高校的教务处长李士增老师对我的授课进行了现场有针对性的点评，而后我参加了医院组织的由各教研室主任担任评委的选拔比赛，各位前辈又一次给予了我极大的肯定，最后决定由我担任此次观摩教学主讲老师。那天来了近百人，北京市中医管理局科教处马静处长在百忙之中亲自出席，我主讲的课程是中风，在 2 个小时的授课中从中风的定义、特点、分型、治疗逐层讲述，特别强调本病的重点、难点、疑点，同时穿插提问互动，在众目睽睽之下，不知不觉中 2 个小时就过去了。那天的讲课我自己感觉是颇为满意的，课下也得到了师生们的一致好评，当时我似乎感觉到教师是另一个很适合我的职业，教学的过程对我来说是提升、满足、成就的过程。每当教案、多媒体课件完成时，我都会感到极大的喜悦和兴奋，经常为了制作有新意、视觉效果好的PPT耗费很长时间，但是同时他也会让我身心愉悦，精神振奋。正是在这种心态下我才能几十年如一日地坚持教学，坚持积累素材，力求书写好每一份教案，上好每一堂课，让我的学生感到遇到我这个老师是幸运的。在1997年高校对临床教学医院进行教师资格审核中，我是医院首批被国家教委认定的高校教师，当时针灸教研室只有周德安主任和我符合认定资格。在30年的教学生涯中，我十数次获得了医院、高校、卫生局的优秀教师称号，迄今为止课堂授课时数位居北京中医医院之首，并于2015年收获从事教育工作30年的纪念表彰。

三、培养研究生

研究生的教育必须与本科有明显不同，要在专业的深度上下功夫，对于中医专业的学生来说，必须培养他们牢固的专业思想。我的经历说明一个事实：一个对中医针灸三心二意的学生将来很难全身心地投入到工作中去。我们很多中医专业的硕士甚至是博士，上了几年学，在中医专业上长进不大，辨证开方不伦不类，把有限的时间都花费在所谓动物实验、基础研究上了，但很多东西在日后的临床中基本用不上。目前一部分高学历学生毕业后，在不长的时间纷纷改行，其中重要的原因之一就是他们感到力不从心，临证能力应付不了复杂的临床情况。西医学都有明确的标准可供参考执行，而中医是丰富多彩、百花齐放的，按图索骥是做不了中医大夫的。针灸专业尤其有着独特的内容，没有扎实的中医针灸基础，没有熟练的操作手法是很难立足临床的，因此必须着重培养他们的实践技能。我真心希望培养的学生都能成为甘于寂寞、发奋学习，让患者满意、让同道信任的有用武之地的中医针灸后备人才。

（一）学生带给我的深思

我从 2000 年开始承担研究生指导老师工作，一开始是作为研究生指导小组老师，很快就作为指导老师亲自带教研究生。第一个研究生是我和同事共同指导的，那时病房里的工作很繁重，这个学生进入临床以后，在病房的时间占据了学习时间中的很大比例，因此其跟随另外一个老师的时间比较长，而在门诊临诊的时间较为有限。在日常的接触中感觉这个学生有悟性，也肯学，所以我对她在近两年的学习中的整体表现是比较认可的。对我触动比较大的事情发生在她毕业论文答辩时，她研究的题目是"针灸对中风病的临床观察"，所选的针灸配方正是手足十二针，从样本的收集、研究的方法、数据的统计直到结果的分析应该说是比较规范的，在回答专家的提问中表述也还不错。最后我问了她一个问题：手足十二针出自哪位针灸大家，其组方的立意、适用的病种以及临床上有何发展？其实我当时就是想通过她之口展示我们科老前辈的传承特色，而且我自认这个问题对她而言是不难的。谁知学生当时竟懵了，居然不知道这就是王乐亭老师最著名的针灸配方，对穴解也是模棱两可，至于发展就更不清楚了。对此我当时的感觉真是出乎意料，该生身处大师的科室，每天用着大师的组方，而其竟全然不知，这不能不说是老师的失职。接下来我告诉她：本方出自金针大家王乐亭老先生，是根据五输穴和特定穴精选而成的，是治疗中风中经络半身不遂的首选方。组方根据"阴阳互根""孤阴不生，孤阳不长"的理论，既选用了 4 个阳经穴又选用了 2 个阴经穴，所取穴位少而精，运用起来较灵活，穴位的分布均在肘膝关节以下，操作上简便易行且比较安全，患者易于接受，且能避免伤及内脏。本方可单独运用，也可组合于其他治疗方案之中，随着临床的发展，后来本方除了用于半身不遂以外，还可用于瘫痪、痹证等病，大大发展了手足十二针的应用范围。这件事以后，对于后来的学生培养我坚持亲力亲为。从入学开始的课程选择、进入临床后必须阅读的古籍、必须掌握的学科内容、论文题目的确定、研究方法的选择等等都按部就班地进行，特别是要求他们必须了解熟悉我科不同时期前辈的特点，其中作为临床常用的内容必须掌握。这样一来，我的工作量大大增加，而且由于北京联合大学中医药学院并入首都医科大学，对中医专业研究生的要求极为严格，其标准甚至超过西医专业。因此，我的学生们不仅要掌握必需的中医知识，还要具备兼顾中、西医的能力。现在回顾这些，真心感觉中医人的道路从学生时期开始就较为艰难曲折。

（二）培养文献研究能力

2006年我招收了一名经调剂到我这里的一个研究生，在和她简单地交谈以后我给她确定了研究方向——痴呆在古代针灸治疗特点的文献研究。该题立意的初衷是我师从贺老受到的启发。中医历来讲究异病同治，贺老门诊中治疗了大量的小儿发育迟缓患者，虽然与痴呆是两种疾病，但都是以智能障碍为特征的，前者是发育不良，后者是机能退化，中医辨证均有髓海不足，神明失养之证。特别是21世纪以来，我国人口老龄化趋势已逐渐显现，这部分群体给社会、家庭带来了沉重的精神和经济负担，如果能用较为安全、较为经济又较为便捷的方法加以干预，无疑是利国利民的良方。恰巧从2002年开始，医院责成我每半个月到天坛医院神经内科参与那里的痴呆大会诊，半天的时间最多诊治患者6位，因此诊疗过程十分细致，有较为充足的时间了解患者病情并进行相关内容的检测。就是从那时开始我就有目的地进行了针灸古籍的查阅，也的确发现了不少有价值的记载，所以就把这个选题确定了下来。应该说本选题属于文献类研究，学生之前基本没有接触过，因此在做的过程中难度是很大的，此时要求老师必须明确课题的内容。为此我根据工作量、可行性分析、预期的结果进行了较为细致的布置。研究的目标是通过对古代医籍中有关针灸治疗痴呆的文献收集整理，对针灸治疗该病提供相对详尽的文献学资料，并对针灸选穴治疗痴呆进行系统的分析研究。

研究从3个方面进行：首先，基础理论部分要结合痴呆在文献中记载的辨证内容，探寻本病的发病特点、病理机制，从而为针灸辨证选穴配方奠定基础，具体来说就是从病因病机、临床表现和辨证分型入手；其次，在针灸治疗中根据古籍记载的内容进行单个经穴分析和配穴处方分析，而后者又分为治疗健忘类处方、治疗痴呆类处方、治疗其他类处方3种；第三，在取穴特点中按照循经取穴特点、分部取穴特点、辨证取穴特点和针灸方法特点逐层进行。经过近2年的时间，查阅了近百部古籍，自先秦时期开始、历经晋、唐、宋、元、明、清共总结出针灸专科医籍和综合性医籍的单穴处方108则，配穴处方30则，在此之前没有类似的报道。由于学生对文献研究的经历基本是空白，在整个过程中老师必须付出极大的心血，仅最后的毕业论文经我亲笔修改的版本就达10次之多，其中的辛劳可想而知。通过这个过程，我希望给予学生的就是认真严谨的工作作风，脚踏实地的工作态度和责任心，以及中医文献研究的方法。

（三）干预肿瘤化疗副反应

在应用针灸的治疗中，我一直希望能在治疗病种中有所拓展，特别是对于日常针灸临床中不易遇到的病种，如果能有突破，那么对社会、对患者、对培养后人是很有益的。一个偶然的信息使我决定进行尝试，我们医院的肿瘤科由于采用中西医结合的方法进行治疗，多年来收治了大量患者，在进行化疗的同时一律配合服用中药，大大降低了化疗的副反应。但是近些年来发现一些化疗药有明确的神经毒性损伤的副作用，表现为肢体的疼痛、酸胀和麻木，对此没有更多的人予以关注。我当时考虑过，抛开致病病因，单纯从症状上来看，该病症与我们中医所说的痹证、痿病、麻木等是相通的，为此我决定让学生利用1年的时间进行临床治疗观察。

研究的目的是观察针刺疗法对化疗药物紫杉醇、奥沙利铂不良反应的防治效果，客观评价针刺改善化疗后神经毒性、消化道不良反应、脾虚证、血虚证证候及体力情况的效果，为针刺疗法在肿瘤化疗不良反应的防治领域提供临床依据。通过咨询肿瘤专家，了解到紫杉醇的副作用很多，其中的全身酸痛、四肢末端麻木等副作用是由于紫杉醇对神经末梢产生的毒性引起的，通常可以按照神经炎来治疗，使用B族维生素等营养神经的药物，但是治疗的效果都不太满意，也没有临床数据支持。而奥沙利铂的毒性反应同样是神经系统毒性反应，主要是外周感觉神经病变，表现为肢体末端感觉障碍或感觉异常，还伴有痛性痉挛，这些症状在接受化疗的患者中的发生率为95%，为此我毅然决定选择王乐亭大师的手足十二针干预并进行临床观察。经过1年的病例收集和针灸治疗，通过对相关评价指标的统计学处理得出结论：针刺后治疗组神经毒性评分、外周神经感觉异常评分均低于非针刺组，证实针刺对减轻神经毒性评分有一定作用。同时针刺还可以减轻化疗所致的消化道不良反应，减轻脾虚证症状的严重程度，显著降低患者化疗后体力下降的幅度。这个结论验证了当初的推测，为针灸干预肿瘤副反应提供了临床数据，而且扩大了手足十二针的应用范围。从王老最初确立本方为治疗半身不遂的首选方，到后来对痹证、痿病、麻木的治疗，直至如今的神经毒性损伤的干预，只有6个穴位的组方居然有如此大的治疗范围，这是最能体现针灸价值的地方，同时也提示我们只要潜心钻研全心投入，就会不断有新的治疗空间供我们选择。

（四）引入中医体质辨识

20世纪80年代开始就有人进行有关中医体质辨识的研究，到了21世纪，体质辨识已经被很多人应用。我曾经反复思考：作为中医常用的证、症与中医体质之间究竟有无关联，可否将他们串联起来进行研究，这样或许对指导临床有其特殊的意义。为此在对后面3个研究生的培养中我有目的地进行了研究观察尝试，通过不同的侧面进行了研究，积累了一些数据，为体质理论更贴近临床提供了资料。

1.体质与证候的相关性

选择经体质辨识量表测定判断为痰湿体质的中风患者为研究对象，对符合纳入标准的患者做详细询问，采集四诊等基本信息，判定患者的证候类型，了解痰湿质患者的证候分布情况，给予相应的针药治疗，记录治疗前后痰湿质积分、痰证积分、中医临床症状积分并作相关性的分析，用数据来探讨中风病之间的内在联系。

最后得出的结论是：痰湿体质、证候及中医症状的改善程度之间存在一定的正相关性。体质因素影响证候的类型，痰证是痰湿体质中风患者的主要证型；痰湿体质的偏颇程度越大，证候及中医临床症状越严重，神经功能缺损程度越大，患者的生活活动能力及生存质量越低；通过辨证论治，可以在一定程度上改善相应的体质，使患者的神经功能在一定程度上得到恢复，生活活动能力及生存质量得到一定的提高。这个结论提示我们：很多患者的发病与其特有的体质之间存在着正相关性，如果能及早地进行体质干预，可以延缓发病，或降低发病率和发病年龄。而对体质进行干预又恰恰是中医的强项，我们可以从饮食、起居、生活习惯等多方面入手，这就是我们常说的"未病先防"的重要内容。

2.证候与体质、危险因素的相关性

选择中风痰瘀证患者为研究对象，探讨中风病证候、中医体质与发病危险因素之间的相关性。对60岁以下的中风痰瘀证患者的病例资料进行收集，采用病例对照及多因素分析等研究方法，对患者的一般资料、痰瘀程度、体质类型分布等采用描述性分析，并进行相关统计学处理，比较不同年龄组患者的痰瘀程度、体质类型等相关因素之间的差异以及不同危险因素影响下不同人群体质类型的差异。

最终得出的结论是：痰瘀证与中医体质类型之间存在相关性；痰瘀证与相关危险因素之间存在相关性，特别表现在总胆固醇、甘油三酯、血糖、肌酐等指标上有内相关；不同年龄组患者的痰瘀程度、体质类型以及部分危险因素之间存在显著差异；不同危险因素影响下中青年人群的主要体质类型存在差异。这个结论提示我们：在诸多中风患者中痰瘀证均占有很大比重，因此通过早期的除湿化痰、活血逐瘀治法进行干预对相关指标的改善很有意义，同时对控制危险因素也有作用，这些方法同样对于降低中风发病率有重要意义。

3.特禀质与过敏性疾病的相关性

21世纪以来，特别是近些年，过敏性疾病的发病率呈上升趋势，此类疾病的特点就是反复多次发作，由于过敏原不同，因此临床表现的症状不尽相同。为了探究过敏性疾病与体质之间有无相关性，我决定选择目前较为常见而且疗效并不十分满意的过敏性鼻炎作为观察病种。首先收集已经确诊的91例患者分别进行体质量表的测定，结果有75例患者属于特禀质体质，这个数据从一个侧面说明了本病与体质之间的内相关。然后选择特禀质的患者进行针刺干预，最后的结论是：针刺能有效改善患者的症状、体征；针刺临床疗效与治疗次数、病程、吸烟、高脂饮食、高蛋白饮食、生活环境有相关性，提示应该坚持长期的针刺干预，也说明了治疗过敏性疾病的难度较大；同时也证明针刺治疗过敏性鼻炎的安全性较高且很经济。

总之，中医体质辨识的引入无疑对症状的客观性描述有帮助，尽管研究线条还比较粗，具体的数据还有个体差异，量表的内容还值得细致推敲，但毕竟向数字化、标准化方向迈出了可喜的一步。如果我们将辨证、体质、疾病进行整合，制定出相应的治疗方法，那么对中医治疗学的发展是很有意义的。

（五）反思与启迪

15年指导研究生的过程是我重要的人生经历，同时也引发了我很多思考。作为合格的中医指导老师，应该既有中医临床功底，又有中医理论素养。而目前中医的学历教育是比拟西医教育模式进行的，因此就出现了理论讲得很熟看病疗效不佳的情况，自己还迷糊如何使学生明白？就如同《黄帝内经》虽是纯理论的古籍，但也是指导临床的理论，精辟深邃，如果没有实践的品味、思悟，怎能理解其理论呢？中医的生命在于临床，中医的临床经验占很大比重，仅课堂教学是远远不够的，应当汲取师徒相授的优点，而时下临床教学中存在着突出的问题：中医院西医治疗比重太大，很多中医师西化，中医的本领不过硬，越是不会越不敢用，甚至很多中医博士在门诊主要开中成药，长此以往将导致临床中医一代不如一代。正是在这种严峻的形势下，我对所有的研究生提出了要求：首先要用事实证明你是中医针灸医生，绝不能成为一个卖药医生，在掌握必要的西医诊疗知识的基础上尤其要注重夯实中医针灸功底，要随着临床实践的推移逐步了解，学会名老中医的诊疗经验。我反复强调，作为中医专业的学生，一味追求在西医方面赶上甚至超过西医医生是不切实际的，最终的结局只能是邯郸学步，西医没学好，中医也丢弃了。只有在自己的本专业上孜孜以求，博采众长，精益求精，方能有所建树。

记得多年前，我参加了北京中医药大学一名博士生的毕业论文答辩，她做的是动物实验，选择的实验对象是小白鼠，干预的病种是抑郁症。当时我提了几个问题：其一，全部病例的治疗是在门诊，周期为4周，如何能确保这批患者不服用任何相类似的中西药物？其二，本病属于情感心理疾病，发病的起因和发病的时间都需要有一个过程，甚至需要相当一段时间，而动物实验临时造模是没有这个过程的，如何看待这个问题？其三，本病普遍发生在高级动物身上，作为低级动物的小白鼠发病的机制是否与人类相同？做这个研究的现实意义、临床价值为何？其四，针灸治疗的方法、选穴是否人与动物保持一致？如果不一致如何规避误差？遗憾的是，这4个问题这位博士均没有答上来。实事求是地说，学生的工作不能说不辛苦，观察的指标似乎与西医学还有关联，统计学处理的数据也不能说不可信，但关键的问题是实验与临床实际严重脱节，难以转化为临床成果。实际上，动物实验要求必须造病理模型，而中医诊疗是以证为核心，证的判断须望闻问切，脱离了四诊哪来的证？西医的病与中医的证并无通约性，且动物与人相距甚远，造出的模型极难体现中医特色，更别说个体化、运动观、整体观了。后来听说这个学生毕业后另谋他就，终究没有将中医之路走下去（估计即便走也走不长远，因为根基太浅），这难道不是一种人才、资源、教育的浪费吗？

好在这些年下来我所指导的全部首都医科大学系统研究生（指导的北京中医药大学学生都是七年制的）在校期间都顺利通过了执业医师资格考试，在临床实践中没有让他们做动物实验，他们所做的课题是无法复制的（当下很多同学的毕业论文以重复他人设计为主，不过就是调整了日期、标本量以及病种），是有明确的中医特点的，尽管私下里他们也曾经抱怨课题不好做、可供参考的资料太少、有难度，但是最终他们都按计划、按要求完成了论文，充分说明人的可塑性，导师只有为人师表才能桃李满天下。令我感到欣慰的是：她们中间1人获得了首都医科大学当年中医专业研究生唯一一个一等奖学金；1人获得了首都医科大学当年中医专业唯一一个北京市优秀毕业生；凭借自己的努力。她们全部在本市三甲医院应聘成功，目前都在各自的岗位上勤奋工作着。

四、精品课程

自21世纪北京联合大学中医药学院并入首都医科大学以来，按照首都医科大学的要求，我一直进行课程的建设，由于本人在2004年就取得了首都医科大学教授的职称，因此责无旁贷地承担起了申报针灸学校级精品课程负责人的工作。当时我就有个想法，以此为契机认真梳理、调整针灸学这门课程的全部内容，力求新颖、独特、实用。我曾于1991年在主管院长的领导下参与了十段教学法的研究、实施、影像资料的整理以及最终的拍摄工作，该项目曾经获得北京联合大学教学科研一等奖，加之多年师从针灸名家贺普仁教授、周德安教授，积累了较丰富的教学经验。

（一）课程主旨

本门课程建设的主旨是研究针灸防治疾病的各种具体方法、操作技术、临床运用及其作用原理。由于针灸操作复杂，技巧性强，必须理论联系实际，进行系统、规范的刺灸方法和技术的训练。因此我从重视针灸技能的训练入手，提高了实践课比例，制定了"针灸学实践教学大纲"，教师根据"实践教学大纲"的要求指导学生，学生利用实验课及业余时间，按步骤进行训练，同时加强实践教学力量，实践操作时变大班教学为小班教学，具体指导到每一个学生。通过强化实践教学，提高了学生的实际操作能力，为临床治疗实际运用奠定了技术基础，并且在操作实践中强化了理论，培养了学生的观察能力和创新精神，使学生在知识与能力上得到全面发展。经过多年的探索，我们将过去闭卷考试单一的考核形式变为目前的多维度考评形式，针灸学考核以理论考试成绩和动手操作能力的总评综合成绩作为学期成绩的评价指标。理论课考试（期中、期末）主要考查学生对针灸学基本理论、基本知识的掌握及理解程度。试题的类型主要有背诵经络循行穴位位置、单选题、多选题、综合问答题及病案分析等类型，成绩占总成绩的85%。针灸学是一门重要的临床课，只采取理论考核的方式是不能合理评价学生实际水平和能力的，因此我们开设了实践考试，转变了少数学生重理论、轻实践的倾向，促进了学生练习操作技能的自觉性和持久性；检查了学生对所学理论知识的运用能力和实践技能的掌握程度，反馈了教学中的不足，合理地评价了学生的能力；使学生在知识与能力上得到全面发展，取得了明显成效。动手操作能力主要是在针灸学实践课中体现，如学生掌握基本操作程度、运用针灸理论在临床上组方配穴的能力等，占总成绩的5%；病案分析讨论发言、分析思路、参与程度占总成绩的5%；平时成绩（主要包括平时课堂测验和"课题"的书面作业）占总成绩的5%。将考评结果及时反馈给学生，并指出其学习中的问题，不断促进学生学习，提高学生的综合能力。同时建立了高质量的专业试题库，期末考试采用考教分离、专业试题库调卷、集中分段阅卷的方式进行，既保证了教学质量的监控，又保证了教学工作正常有序、有效地开展。

（二）定位明确

本课程的定位很明确：针灸学的教学目标是通过经络腧穴理论的讲授，引导学生掌握组方配穴方法，培养学生分析、运用各种针灸方法临证的能力，并为今后中医临床实践奠定基础。针灸学作为中医学院医学类专业的临床课程，过去在夏寿人、贺普仁、于书庄、周德安等老一辈针灸学家的领导下，取得了一系列科研成果，为该学科的发展奠定了坚实的基础。近年来在原有基础上加大建设和改革力度，在课程建设改革、课程质量控制、教学方法改进、临床及科研等方面，又取得了较为显著的成绩。针灸学课程是面向中医学类各专业开设的临床课程，承担着全校中医学各专业本科生、硕士研究生的针灸学课程的教学任务。同时，为适应针灸专业教学需求，本学科将针灸学划分为经络学、腧穴学、刺法灸法学、针灸治疗学。为适应硕士研究生教学需求，还开设有时间针灸学、针灸研究与进展等多门课程。针灸学课程的发展，向全国培养和输送了大批针灸教学、科研和临床高级人才，也为本教研室培养了一支优秀的师资队伍，在北京市中医院校中具有一定的影响力，特别是自20世纪末成立针灸国际培训中心以来，为中医针灸的国际交流培养了大量的专业人才。

在针灸学的教学中，我们除要求学生牢固掌握针灸学基本理论和基本知识外，还注重培养学生的临证处方能力、思维能力与科研能力，以使本课程在基础性、时代性、前沿性上达到有机地结合。为此我们通过课堂上相关经穴介绍学科研究进展，加强学生思维能力与科研能力的培养，使学生爱学习、会学习。注重教学内容的更新，修订教学大纲，结合针灸学教学的具体情况，针对不同专业和不同学时数，结合规划教材及时修订符合我院实际的教学大纲。针灸教育应以培养高等技术应用型人才为教学指导思想，学生毕业后要能胜任医疗预防保健第一线岗位需要，因此我们本着基础理论教学"必需、够用"为度，重视操作技能培养的原则，重新修订了教学大纲，本大纲对理论知识要求掌握的深度、广度，对实验课的时间安排和比例均较合理。并且以指导性、实用性、可操作性为原则讨论制定了"针灸学教学大纲"，从整体上对针灸操作技能的教学过程有所规划，分阶段、有步骤地实施，使之能更好地适应针灸教育培养技能型人才的需要。

（三）趣味教学

在教学方法上，我们引进先进的教学理念和教学方法，并根据培养目标和适应社会的需求，提高学生就业竞争力，及时加大了对学生思维能力和动手能力的培养。在多年的教学中，本人尝试了以学生为主体的教学模式，如选取教材中合适的章节，预先让学生查阅资料，然后在课堂上采取学生主题发言和讨论，最后教师点评的教学形式，引导和培养学生进行主动学习、快乐学习、科学学习，最终达到学习能力和掌握知识的同步提高。

1.讲授与讨论相结合

在教学方法上，我们在强调"三基"的基础上，精简讲述内容，缩短课堂讲述时间，增加讨论时间。授课老师首先布置教学内容，让学生讨论，中途学生若有问题可以向老师提出，最后由老师总结。这样不但充分调动了学生的学习热情，而且培养了他们的自学能力，为今后进一步的学习从方法上打下了基础。

2.理论讲授与实践操作相结合

本学科的实践课进度与理论课进度保持一致，在理论讲授一个阶段之后进行实践教学，在实践课中，针对讲授的内容进行实践操作练习，以增强学生的动手能力。

3.教学与临床能力培养相结合

在长期的教学实践中，我们发现病例讨论是训练临床思维的极好材料，为此我们组织收集了一些典型病例，在理论课和讨论课上组织学生学习，这样就使学生在具体病例讨论中掌握疾病的概念、表现、治疗原则及治疗方法，从而起到由点及面的效果。同时，组织学生到临床见习具有典型表现的患者，实现真正意义上的理论联系实际。

（四）梳理课程

首先对针灸学精品课程概况进行介绍，对课程进行简要介绍，修订了教学大纲，根据不同专业对课程的学时进行了调整，对主讲老师的基本信息包括教学情况、学术研究进行介绍，同时有讲课视频供学生网上浏览。

1.电子教案及讲稿

我历来认为教案是最能体现教师教学思想、教学过程以及教学精华的重要内容之一，书写教案是体现备课思想、整理教学思路的过程，因此教案也是及时反馈教学、总结教学的一种模板。优秀的教案集中反映了教师的教育思想、智慧、经验、个性和教学艺术性等多个层面。教师的教学质量如何，很大程度上取决于教师是否有责任心，而教师的责任心首先表现在认真备课和编写教案上。编写教案的目的是实施教师培养学生的实践思想，它要体现教学活动的整体功能，增长学生的知识，发展学生的能力，使学生形成正确的情感、态度和价值观。任何一位教师，不管教学经验多么丰富，都应写好教案，它是教师在钻研课程目标、教材、教学参考书和了解学生的基础上，经过充分准备精心设计出来的成果。只有这样，课堂教学才能有目的、有计划地进行。

优秀的教案应该抓住几个环节：首先，要博览精选，厚积薄发。教师应该是一个学识渊博的人，不仅要精通本专业的知识，对相关专业的知识甚至对教育学、心理学、天文地理等各方面的知识都应该掌握或了解。其次，对各种教学资料不能机械地照搬照抄，重在消化吸收，贵在创新运用，把教学参考书作为开拓思路的工具，在此基础上结合实际去发挥、去创造。其三，贵在认真，力求真实。凡引入教学资料中的观点必须科学可靠，强调真实性、科学性，避免出现知识上的错误。最后，还要加强创新，注意差异。随时关注本学科的进展，尽可能保证引入的教学资料具有先进性和创新性，避免千人一面，要反映出自己的特色。

正是在精品课程建设的过程中，我将多年的点滴教案进行了编写整理，在遵循高校针灸学教学大纲的基础上，在体例的编排上尽量与其一致，但在具体内容上有了创新：

为了使学生对针灸医学有一个全面的了解，在针灸学内容之前用一定的篇幅介绍了与针灸医学发展有关的历史，特别对重要的针灸医籍进行了介绍，提示他们在学习的过程中要认真阅读，达到"读经典，做临床"的目的。

大量临床实践证明，相当多的腧穴，其所处位置、主治功用与其命名密切相关，如果在最初学习腧穴的阶段就能清楚地掌握，那么对日后的临证意义重大。例如，孔最为通达鼻孔宣通肺气最宜之穴，故名。又如，犊鼻为髌韧带两旁凹陷有如牛犊鼻孔，故名。因此我对全部腧穴增加了释名。此外，腧穴与中药一样也有各自的功能，临证据此发挥不同的作用，而且腧穴的主治特点与其功能也是不可分割的。但是迄今为止，所有正规针灸教材都缺少腧穴功能方面的内容，这样不利于学生和同行对腧穴的掌握，故在此次也增加该部分内容。

很多腧穴的功能主治有相似的地方，临证如何选择最佳的穴位是目前困扰很多医生的环节。因此，我对那些既常用又容易混淆的穴位增加了异同比较，着重突出相关穴位的功能、主治、经脉特点，使其临床应用更具针对性。

此外，为了拓宽治疗方法，根据不同病症将目前比较有影响力的名家或不同医家的治疗方法、选穴特点及组方经验有机融合，力图让读者耳目一新，既拓宽了视野又节省了学习的时间，达到事半功倍的效果。

总之，教案是老师教学的一面镜子，教案的书写要体现主导主体作用，即"教"为"学"服务。作为教学过程经验总结的教案，不仅仅见证了各自的从教过程，还会成为教师不断积累、不断提高的一个阶梯。

2.实践教学与题库

针灸学以其实操性为特点，为了便于学生实习，我们制定了针灸实践教学大纲，我们将针法、灸法、罐法、放血等拍摄成视频，供学生反复观看。同时选择临床上针灸治疗的常见病、多发病制作成教学课件，充分利用网络的优势，使学生有足够的时间反复观看，消化吸收。

为了帮助学生对针灸学的内容进行不断复习，此外，也是为了配合学生毕业后参加执业医师资格考试（针灸的内容是中医专业必考内容），我们花费了大量时间编写了题库，供学生课下进行练习，题库力求贴近临床，涉及的内容也与大纲相符，切实达到针灸教学的目标。

经过以上内容的具体实施，针灸学最终成功申报，成为首都医科大学中医药学院临床专业第一门校级精品课程。自此，接下来我又连续3年申报了首都医科大学的研究生教材建设和课程建设课题，进一步细化了相关内容，在建设中通过教学研讨会、师生调研、现场听课等方面不断完善、不断修正，收到了满意的效果，对提升本门课程的教学质量起到了推动作用。

五、教学质控

北京中医医院自成立以来就承担着教学任务，特别是21世纪以来，社会对中医的需求越来越大，中医医师临床的工作也越来越繁重，这就要求我们必须为提高教学质量有一支高质量的教师队伍。为此，北京中医医院自2006年开始成立了医院教学督导专家组，我被任命为督导组组长，至今已接近20个年头了。凭借着我的教学实践体会和教学管理经历深深感到责任的重大，我着重从以下几方面入手进行教学质控。

（一）制定教学制度

当时有着20多年临床经验的我深知，在众多医生心目中，临床的工作高于一切，无论从哪个角度来说都是必须认真对待并高效完成的。因为所有的考核都是围绕临床进行的，甚至在医院的评审、评优、考核等各个方面临床医疗无一不是重中之重。但是谈到教学就另当别论了，很多教研室把教学当作一个负担，教学工作既不能给科室带来收益也不会给个人带来效益，所以对于此项工作更多的是抱着完成任务的心态。针对这种情况，我们制定了相应的管理制度，教研室主任要负责教学备课的进行，严格把控新教师试讲的质量，要对本教研室的老师进行现场授课的抽查，每学年进行数据整理，并对结果予以通报。制度的制定是提高教学质量的前提，尽管在执行过程中还有很多不尽如人意的地方，但还是起到了监查督导的作用。

（二）强化教师试讲

随着北京中医医院成为首都医科大学的附属医院、北京中医药大学的教学医院，对教师的需求量越来越大。实事求是地说，教学授课是一门艺术，并非所有医生都可以胜任。实践中的确发现有很多医生临床疗效很好，但授课缺乏重点，讲课没有条理，层次模糊不清，授课时语气平淡，缺乏感染力，学生反映授课效果不佳。鉴于此种情况，每学期我们都安排新教师的试讲，严格按照评分标准评判，不合格的教师坚决不能上讲台，同时责成教研室进行统一辅导培训。这样做的目的是督促教研室重视此项工作，注意选拔真正适合讲课的优秀医生作为教学的中坚力量。在这个过程中也发现了不少极具潜能的优秀教师后备人才。

（三）提升教案、授课质量

对于教师的教案要严格管理，每次课都要明确重点、难点、疑点，对熟悉、掌握、了解等内容要交代给学生。讲课既要遵循大纲的要求，又要紧密结合临床，内容要充实，信息量要大，尽可能避免照本宣科，提倡适当介绍学科的新进展。在教学方法中坚持规范用语，语言精练生动，善于启发诱导从而激发学生的学习兴趣，力求课堂气氛活跃，有良好的互动性。特别强调授课中能适时反映相关学科的新进展，拓展相关学科领域的知识，有机结合临床，同时重视启发引导学生独立思维的能力。

针对目前应用PPT教学的特点，对于规范的PPT制作有明确要求：PPT作为一个展示的工具，最大的优势要展示其特点，演示性强、效率高、提纲挈领、结构清晰，其中图像和文字是PPT最为重要的元素。在展示PPT的同时，授课的信息是连接到图像和文字上的，老师的讲解也是跟着PPT走的。在一张PPT里，所有信息的框架要和模板保持一定空白，不能占据所有空间，一般来说，信息占有空间应是模板的80%左右。图片的组合风格要统一，要显示主体也要加用辅助文字，确定下来以后，对图片大小和布局进行整理，每张PPT要分清主次，多个图片之间的逻辑结构要有规律。图表展示也要清晰，一张PPT中最好只有一个图表，因为图表的特点就是使复杂的问题简单化，所以要求图表一定要用简单的元素概述复杂的问题，如果问题太多，一张图表放不下，可以用多张PPT分别表示，其余空白用文字填充。文字在PPT里是作为辅助元素出现的，因此文字不宜过多过密，切忌将整个文档复制过来，要求行间距、对齐等格式能很好地表现内容。在课堂上要有效利用各种教学媒体、教具，同时合理运用板书和电教器材。实践已经证明：高质量地备课、制作PPT是很耗时的，但授课的效果是非常显著的，很多学生正是通过这种独特的视觉效果而将授课的内容深深地记忆下来的。

（四）现场督导

这些年来，我经常利用休息时间亲临课堂，聆听老师的授课，从而在第一时间发现问题，及时整改。当然问题不完全是来自老师，也有不少是来自学生。应该说绝大多数老师授课的态度是认真的，也经过了较为认真的准备，但是讲课的艺术性不强，很多情况是老师只顾自己讲述全然不看学生，当然也无法及时反馈学生的信息，再加上语速过快、语调过平，课堂的效果并不满意。还有一些老师不能合理分配学时，经常出现前松后紧的局面；在紧密联系临床方面还有很大的提升空间；课堂上的互动做得也不够，老师讲得口干舌燥，学生听得空洞乏味。而下面的学生也显得有些懒散，交头接耳的情形时有发生，至于迟到、缺席的现象也能见到。这些都是我在做督导中目睹的，针对上述问题及时与相关教研室沟通，尽快整改，对教学中出现的差错予以批评。经历了近20年的督导工作，我深切感觉此项工作的重要性、必要性和紧迫性，尤其是当前中医发展环境的严峻，百姓对中医医疗的期望都要求我们必须从学生抓起、抓紧，只有培养出高质量、高水平的中医后备人才，振兴中医才落到了实处。多年的督导工作占据了我大量的业余时间，而且为此也得罪了一些同事，感觉我过于严格，甚至有年轻人直接发短信请求我网开一面，手下留情，但我感觉个人的付出是有意义、有价值的，作为一名中医人、作为督导组长我理当身先士卒。为此，在教师节表彰大会上作为优秀教学督导专家我特意做了如下发言，从中可以反映出我对教学工作的体会和看法。

多年的教学经历使我感到，教师的职业本身就责任重大，医学院校的教师责任更加重大，而作为既要从事繁重临床医疗工作又要承担院校教学工作的医生们来说责任无比重大。我院自建院以来，始终重视教学工作，为此我院自2006年成立了教学督导机构，本人受到院领导的信任和支持，担任了教学督导组组长的工作。回顾这些年的督导经历感触良多，深切体会到：没有高度的使命感、强烈的责任感以及对中医教育的忧患意识是无法做好此项工作的。在此期间，我的督导工作得到了院领导、教育处、各个教研室的理解配合与支持。曾经有朋友问我，有多少年轻医生是所谓铁杆中医，他们的专业思想是否牢固？我的回答是，要想让中医院校的学生对中医从无知到有感觉，又从有感觉到有兴趣、到喜欢，直至为此奉献毕生，其中老师的作用至关重要。回想当年我做学生的时候，正是老师的启发诱导、谈古论今才使我能够自觉地利用一个寒假将《伤寒论》全书背诵；正是带教老师的细心点拨、深入浅出才使我对针灸充满了好奇，以致产生了极大热情且毕生以针灸为伴。当然更要感谢医院给我创造了跟随国医大师贺普仁的难得机会，同样，正是由于我们赶上了像周志成、孙伯杨、吉良晨、夏寿人等前辈老师耐心严格的带教，才得以使我们在求学阶段打下了相对扎实的基础。我谈以上这些就是要表达一个意思——教师的作用是无法替代的。那么当我们站在讲台上、面对即将成为我们同道的学生是否理应认认真真，兢兢业业？照本宣科、敷衍应付的现象是否与教师这个职业格格不入呢？通过这些年的督导工作，我的确发现了很多具备教师素质又有特长的年轻人才，他们的授课充满激情，他们的PPT做得生动立体，产生了良好的视觉效果，他们还能结合目前学科的进展拓宽学生的眼界。当然，我们也必须承认，一个优秀的医生未必一定是个优秀的教师，并非所有的医生都具备教学的才智，有时候是有些天分的因素，因此要提倡发挥各自所长。

有个现象需要值得关注：时下首都医科大学中医系很多学生是被调剂过来的，换言之，他们最初是没有学中医这个志愿的，想要通过我们老师的授课、带教、实习来改变他们的想法，让他们切实感受到中医的博大精深和魅力无穷，从而愿为之奋斗终生，老师的作用就显得至关重要。中医的发展离不开教育，对人才的培养也必须"学"字当头，与其抱怨忧患中医的前景，不如从我做起，从教育做起，用我们的辛勤耕耘切实培养出高质量、高水平的中医后备人才。还是那句老话，"前途光明，道路曲折"，身为教师，理应用我们的责任与爱心去努力诠释三尺讲台的神圣与高贵。

第五讲
启迪心悟　著书立说

很早就有朋友建议我将多年的教案进行系统整理出版发行，当时由于工作太忙等诸多原因无暇动笔，此事就耽搁下来了。直到2011年我承担了首都医科大学研究生教材建设和课程建设课题，课题的一部分就是系统整理教案，编写教材，利用这个机会，我将多年的素材进行了整理，出版了《程海英针灸学精品课程教案》（以下简称《教案》）。出版这本书的目的是希望教师重视教案的书写，因为教案是最能体现教师教学思想、教学过程以及教学精华的重要方面之一，书写教案是体现备课思想、整理教学思路的过程，教案也是及时反馈教学、总结教学的一种模板。优秀的教案集中反映了教师的教育思想、智慧、经验、个性和教学艺术性等多个层面。教师的教学质量取决于教师的责任心，而教师的责任心，首先表现在认真备课和编写教案上。编写教案的目的是实践教师培养学生的思想，它要体现教学活动的整体功能，增长学生的知识，发展学生的能力，使学生形成正确的情感、态度和价值观。任何一位教师不管教学经验多么丰富，都应写好教案，它是教师在钻研课程目标、教学参考书和了解学生的基础上，经过充分准备精心设计出来的成果，只有这样，课堂教学才能有目的、有计划地进行。

一、重点环节

在多年的课堂授课中，我授课的对象分别为本科生、研究生、成人教育学员、国际友人，各不相同，但是我认真备课、书写教案是不变的，总结起来感觉应该抓住以下几个环节。

1.博览精选，厚积薄发

教师应该是学识渊博的人，不仅要精通本专业的知识，对相关专业的知识甚至对教育学、心理学、天文地理等各方面的知识都应该掌握或了解。

2.消化吸收，贵在创新

对各种教学资料不能机械地照搬照抄，重在消化吸收，贵在创新运用。把教学参考书作为开拓思路的工具，在此基础上结合实际去发挥、去创造。

3.贵在认真，力求真实

凡引入教学资料中的观点必须科学可靠，强调真实性、科学性，避免出现知识上的错误。

4.加强创新，注意差异

随时关注本学科的进展，尽可能保证引入的教学资料具有先进性和创新性，避免千人一面，要反映出自己的特色。

二、体例创新

《教案》是将多年的点滴教案进行编写整理而完成的，整个编写过程在遵循高校针灸学教学大纲的基础上，在体例的编排上尽量与其一致，但在具体内容上有如下创新。

（一）从针灸史入门

为了使学生对针灸医学有一个全面的了解，本书在介绍针灸学内容之前用一定的篇幅介绍与针灸医学发展有关的历史，特别对重要的针灸医籍进行了介绍。从针灸学理论基础的初步奠定、《黄帝内经》对针灸学的主要贡献、针灸学专科化的实现以及针灸学的全面发展等方面逐一展开，提示学生在学习的过程中要认真阅读，达到"读经典，做临床"的目的。

（二）增加腧穴的释名和功能

腧穴名称是腧穴学名词术语的重要内容，有关命名含义的解释古代文献多有记载，因此了解腧穴命名的含义对记取穴位，理解脏腑气血、经脉流注，理解腧穴功能及临床应用均有很大帮助。中国古代社会非常重视对事物的"命名"，所谓"名不正则言不顺，言不顺则事不行"，"当名辨物"是学术研究的基本要求。《素问·阴阳应象大论》说："气穴所发，各有处名。"孙思邈《千金翼方》说："凡诸孔穴，名不徒设，皆有深意。"可见，腧穴命名是建立在古人对穴位作用深刻认识基础之上的，是临床正确理解穴位进而正确应用穴位的前提。药有药性，穴有穴性，正确理解穴名是掌握穴位作用的基础。古人对腧穴的命名，取义广泛，可谓上察天文、下观地理、中通人事，远取诸物、近取诸身，结合腧穴的分布特点、作用、主治等内容赋予穴位特定的名称。大量临床实践证明，相当多的腧穴，其所处位置、主治功用与其命名密切相关，如果在最初学习腧穴的阶段就能清楚地掌握，那么对日后的临证意义重大。例如：太渊，太为盛大之意，渊指渊而博，穴当寸口，为肺经原穴，又为肺气大会之处，故名；阴陵泉，膝之内侧为阴，胫骨内侧髁高突如陵，髁下凹陷为泉，故名；身柱，支撑为"柱"，意指其重要，穴当第3胸椎下，在两肺俞之间，意指脊椎为一身之柱，又指肺主人一身之气，其作用重要，故名。

腧穴与中药一样，也有各自的功能，临证据此发挥不同的作用，而且腧穴的主治特点也是与功能不可分割的。但是迄今为止所有正规针灸教材都缺少腧穴功能相关的内容，这样不利于学生和同行对腧穴的掌握，故此书增加该部分内容。

（三）腧穴异同比较

很多腧穴的功能主治有相似的地方，临证如何选择最佳的穴位是目前困扰很多临床医生的环节。临床上经常遇到一种情况，当学生问某种疾病在针灸选穴上如何把控时，一些老师的回答竟是："都差不多。"正是基于这种局面，我决定一定要在书中增加腧穴比较这个内容。因此在这本书里对那些既常用又容易混淆的穴位增加了异同比较，着重突出相关穴位的功能、主治、经脉特点，使其临床应用更具针对性。例如：太白和公孙都是足太阴脾经穴，前者为脾之原穴，是治疗脾虚证之常用穴；后者是脾之络穴，是治疗脾胃实证之常用穴。又如：三阴交、血海、膈俞三穴均可治疗血证，三阴交治疗全身性血证，对于妇女血证疗效显著；血海偏于治疗下半身血证，一般指妇科月经病，较之三阴交的治疗范围就局限很多；而膈俞位居后背部，临床多用于治疗上半身血证，如咯血、呕血等，又由于膈俞是八会中之血会，因此长于治疗慢性出血性疾病。腧穴的比较可以帮助大家有针对性地临床选穴，从而达到最佳的治疗效果。

（四）融入名家经验

在本书治疗篇中为了拓宽治疗方法，根据不同病症将目前比较有影响力的名家或不同医家的治疗方法、选穴特点及组方经验有机融合，力图让读者耳目一新，既拓宽了视野又省去了学习的时间，达到事半功倍的效果。

下面以中风为例进行展示：

1.手足十二针法（王乐亭经验方）

手足十二针法根据五输穴精选而组成，为治疗半身不遂的首选方。

方穴组成：曲池、内关、合谷、阳陵泉、足三里、三阴交，双侧针十二针，故名。

　　方义：曲池为手阳明大肠经的合穴，气血流注于此比较旺盛，阳明为多气多血之经，肺与大肠相表里，故能调理肺气，宣气行血，搜风透邪，凡经络客邪，气血阻滞，均可取之，故可通气血；合谷为手阳明大肠经之原穴，原气是推动人体生命活动的基本动力，与曲池合用，可加强行气血、通经络的作用；阳陵泉为足少阳胆经合穴，八会穴中的筋会穴，与肝相表里，肝又主筋，故有舒筋利节之功，可疏筋利节；足三里为足阳明之合穴，且为土穴，为土中之真土，脾胃相表里，主水谷之运化与受纳，为气血生化之源。以上四穴均为阳经穴，且均为特定穴。根据"阴阳互根""孤阴不生，孤阳不长"的理论，又选用了内关、三阴交两个阴经穴。内关为手厥阴心包经的络穴，通三焦，有通调三焦气化作用，且心包为心之外围，代心受邪，代心行令，故有通脉活血之效；三阴交为肝、脾、肾三经之会穴，补脾中兼顾肝肾之阴，肝藏血、脾统血（化源）、肾藏精，精血互生，故有培补精血、益阴固阳之功，与阳陵泉、足三里相配可调节足三阴经与足阳明、足少阳之气血阴阳，六穴相伍，可达行气活血，通经活络，疏筋利节之功。

　　组方特点：穴位均在肘膝以下，操作上简便易行，患者易于接受，且能避免伤及内脏。穴位少而精，运用起来较灵活，利用五输穴的特殊作用，可单独运用，也可组合于其他治疗方案之中。此方除用于半身不遂外，还可用于瘫痪、痹证等病。

　　2.十二透刺法（王乐亭经验方）

　　本组处方，均行长针透刺，强刺，适用于中风日久，出现肌肉萎缩、痉挛等顽固病症。

　　功用：通经活络，舒筋利节。

　　处方：肩髃→臂臑、腋缝→胛缝、曲池→少海、外关→内关、阳池→大陵、合谷→劳宫、环跳→风市、阳关→曲泉、阳陵泉→阴陵泉、绝骨→三阴交、丘墟→申脉、太冲→涌泉。

透刺要点：掌握好适应证，主要是针对病程日久、病情顽固、难以治疗的病症；正确理解透刺的功能，通经活络，调补气血，舒筋利节，选择患侧穴位；补泻手法要适宜，透刺的刺激量大，如使用不当，易伤气血，所以体虚时应在进针后首先使之得气，然后再透刺到对侧穴位，体壮证实者可直达对侧穴位。

3.督脉十三针方（王乐亭经验方）

方穴组成：百会、风府、大椎、陶道、身柱、神道、至阳、筋缩、脊中、悬枢、命门、腰阳关、长强。

方义：本方多用于病程已长、功能仍未完全恢复的中风患者，其创方用意在于强腰壮脊，补肾助阳，以促进中风瘫痪患者的早日康复。

4.老十针方（王乐亭经验方）

方穴组成：上脘、中脘、下脘、气海、天枢、内关、足三里。

方义：本方其目的在于健脾胃，促运化，临床多用于由于长期卧床而食欲不振、肢体功能恢复不全的患者。

5.三棱针放血方（贺普仁经验方）

方穴组成：百会、四神聪、十宣、十二井等穴。

方义：中风病位在脑，百会、四神聪均位于头部，以三棱针点刺出血，可泻其气血并逆于上的邪热及其瘀滞现象，况百会及四神聪均有镇静安神之效，因此可减少中风中脏腑之闭证的躁动现象；十宣及十二井均位于四肢末端，具有泻热开窍、镇静安神之功。总之，三棱针放血法的主要作用在于清热泻火，镇静安神。

6.火针疗法的应用（贺普仁经验方）

方穴组成：肢体关节的拘挛面。

方义：由于肢体关节的功能长期不能恢复，而形成关节只能屈而不能伸的状态。以火针刺于肢体关节的拘挛面，可缓解肢体关节的拘挛状态，即发挥所谓疏筋利节的作用，适用于肌张力高的患者。

7.补中益气方（周德安经验方）

方穴组成：百会、中脘、气海、太渊、足三里、三阴交。

方义：李中梓认为，中风为本虚标实，我科国家级名老中医周德安主任据此以扶正健脾为主创立此方。百会位于巅顶，具有升提阳气、鼓动全身之气的作用；气海为人体元气之海，主人体一身之气。两穴合用，益后天之气，补先天之气，以其达到以气带血之目的。太渊为肺经原穴，又为八会穴中的脉会穴，肺主一身之气，血液在脉管中运行，补太渊既可益气补血，又可行气活血；中脘为胃之募穴，又为腑会穴，可健脾胃而益后天之气；足三里为胃之合穴及下合穴，是人体强壮穴之一，有补益人体后天之本的作用；三阴交为脾经穴，是足三阴经的交会穴，临床偏于治血，血虚可补，血瘀可通。三者补益脾胃，益气培本。后天之本强壮，气血化源充盛。诸穴相伍，可共奏益气养血、通经活络之效，多用于气虚血瘀的中经络患者。

8.醒脑开窍方（石学敏经验方）

主穴：内关、水沟。操作时先刺内关1～1.5寸，用泻法，行针1分钟后刺水沟0.5寸，用雀啄法至流泪或眼球湿润为度。

配穴：委中进针1～1.5寸，用泻法，提插到患者下肢抽动3次为度，三阴交向后斜刺1～1.5寸，用补法，提插到患者下肢抽动3次为度；极泉、尺泽直刺1～1.5寸，用泻法，提插到患者上肢抽动3次为度。

方义：水沟调督脉，使阳经上亢之风痰气火得以清泻，内关开窍启闭疏通气血，二穴共奏息风豁痰、醒脑开窍之功，据脑电图、脑血流图观察，本组配穴有镇静、解痉、降压、促苏的作用。

这种内容组合方便了学生，可以使其利用有限的时间了解更多的内容，为他们的临床提供了很多信息。这样编排的优势就是方便学生和读者对某个疾病的针灸治疗有比较全面的了解，能根据临床不同情况随机选取治疗方案。

（五）横向贯穿

针灸临床的特点是病种多，各个系统的疾病都会寻求针灸的治疗，因此对于一个优秀的针灸医生来说，对于疾病的了解必须是全方位的，了解可能不必精深但必须宽泛，尤其是中医的病名，更多的时候只是一个症状，因此要求我们这个专业视野一定要广要宽。为此，在《教案》的写作中，我特意在治疗篇强化了这一点。

下面以头痛为例进行展示：

头痛作为一个症状见于多种疾病中，应加以鉴别。

（1）高血压病：疼痛常位于额部、枕部，头痛随血压增高而加重。

（2）脑膜炎：持续发作，常伴有颈项强直与呕吐，在转动头位、咳嗽、用力时，头痛明显加剧，且伴有发热、末梢血指标升高、脑脊液异常。

（3）蛛网膜下腔出血：起病急骤，剧烈头痛，恶心呕吐，逐渐出现脑膜刺激征，脑脊液呈血性。

（4）颅脑占位性病变：头痛部位固定不移，伴有神经系统体征，CT扫描可协助诊断。

（5）颞动脉炎：头痛呈烧灼感或搏动感，多限于颞动脉分布区域，体位改变转动头位对头痛均无影响，可伴有低热、乏力、食欲减退及眼疼羞明、视力减退。

（6）脑外伤：有外伤史，可伴有意识障碍或昏迷。

（7）神经性头痛：每于劳累、用脑过度、情绪波动时发作。

按照以上内容可以使学生对所学知识有一个横向的贯穿，使他们善于总结、寻找规律地进行学习和实践，提高临床应急能力。目前来针灸就诊的患者所患病种很杂，因此对医生的诊断水平也有较高的要求，特别是对相关西医疾病的诊断，要有基本的掌握和了解。

总之，教案是老师教学的一面镜子，教案的书写要体现主导主体作用，即"教"为"学"服务。作为自己教学过程经验总结的教案，不仅仅见证了教师的从教过程，还会成为教师不断积累、不断提高的一个阶梯。换言之：教案是促使自己成功的前提条件之一。正是有了多年书写教案的经历，积累了丰富的教学经验，提高了教学质量，本人才能作为负责人成功申报首都医科大学第一个中医临床专业——针灸学的精品课程，又是目前唯一一个获得中医临床专业优秀教学团队带头人称号的人。

（六）师承导师

时间进入到了2015年，当时我已经有了33年的行医历程，恰逢北京市中医管理局为贯彻落实北京市政府《关于促进首都中医药事业发展的意见》，进一步加强基层中医药人才培养，决定继续开展北京中医药传承"双百工程"，拟在全市范围内确立100名老中医药专家为指导老师，我非常荣幸地入选百名指导老师之中，并被要求作为指导老师代表进行发言。接到任务后我进行了认真思考，结合本人的师承经历和目前中医传承工作中遇到的问题，以及阻碍中医发展的社会历史问题，在发言中谈了个人的想法，下面是我在拜师会上的发言内容：

今天，我们在这里召开"双百工程"拜师会，我感到既熟悉又亲切。1997年，我曾以继承人的身份参加了第二批国家级名老中医拜师大会，如今是以指导老师的身份参加这个大会，在感谢各级领导多年的培养和信任的同时，也深深感到了责任的重大。长期的临床实践证明，中医传承工作是发展中医药的重要举措。老中医药专家的学术经验和技术专长是中医药学的宝贵财富，为他们选配继承人是培养造就新一代高层次中医临床人才和中药技术人才的重要措施。如何做好师承，如何做好名师良医是非常关键的。毋庸置疑，"名师""良医"应以德为先，《黄帝内经》云："天覆地载，万物悉备，莫贵于人。"唐代孙思邈"人命至重，有贵千金，一方济之，德逾于此"的名言说明了生命的珍贵，也包含着对"重生"的高尚医德的期待。治病救人与博施济众作为"医乃仁术"的重要内涵，使仁德与医术成为传统医学中不可分割的一体两面，两者的结合凸显了医生道德修养的重要性，这就是医学作为仁术的突出特点，也是历代医家的行医宗旨。明代医家徐春甫在《古今医统大全》中说得很清楚："医之为道，非精不能明其理，非博不能至其约。"他认为读书必细心揣摩其理，一诊一视，一方一药，均穷其要领而后用，主张良医必须兼通针灸与药物。纵观古今，一个卓有成就的医生不仅医技精湛，还要精通各种知识方可融会贯通。

中医传承源远流长，绵绵不断数千年，师承为其关键。或口传心授，或著书教习，不仅使中医得以延续，还在传承中有所发展。在这一过程中，历代医家对传承择徒、拜师标准的确立发挥了重要作用。中医传承是一项服务大众、造福人类的普及性工作。同时，由于中医学的专业性必然要对传习者有所选择，只有"传者得其人，承者得良师"中医药学才能得到更好的发展。我相信所有中医大家都是从这近乎严苛的择徒、拜师标准中将中医从前辈手中接过，尽力完善和发展再交付给下一辈去传承与发扬的。1916年12月，蔡元培在《就任北京大学校长之演说》中讲道："师也者，授吾以经验及读书之方法，而养成其自由抉择之能力者也。"从这个角度说，教会学生如何学中医更为重要。我从师承近20年的经历体会到：经典是前辈智慧的结晶，是留给我们的信息链条，我们在读经典时已无法还原那个时代的场景，因此许多精髓要靠自己去体会去感悟，其中最便捷的方法就是跟师。学医是要有明师指点的，这样就可以避免学医历程中的无谓重复。中国文化传播中有一个奇特现象，即"道重师承，秘由口授""理要自悟，法要口传"。跟师的目的就是少走弯路，明师本身是得到真传之人，在他身上已经完成了几代人的积累，加之其一生的感悟，凝聚、转换成具有其自身特点的医德、医术风格。

中医理论是用来诊病治疗的，而不只是用来解释的，西医通过各种仪器检测或许能把疾病解释得清清楚楚，而且能把指标调整得很标准，这就是所谓的"很科学"。而中医的考量指标是患者的自我感受，治的是人。人是无法标准化和量化的。疾病不是按科学方法进入体内的，它并不受科学规矩的制约。各位回顾一下，无论是针灸泰斗国医大师贺普仁老师还是获得樟树奖的妇科名家柴松岩老师，哪一位不是凭借扎实的中医基础理论、丰富的临床经验、掌握中医知识的综合性以及他们的天赋和素养才获得成功的？中医治病就是运用四诊资料，运用辨证思路去认证，然后运用中医思维去开方，才能达到预期的效果。那种见到肿瘤就开半枝莲、见到肺炎就开鱼腥草、见到中风就开三七的处方一定是不伦不类的，自然不会有好疗效。大量事实证明，邯郸学步、东施效颦都无法培养出合格的中医人才。因此，中医必须有一套科学、严谨、有特色的人才培养体系，只有传承好才能创新好、发展好，才能培养出真正的中医大家。

会后大家普遍对我的看法表示认同，看到了目前中医传承工作的确遇到了很大的挑战，愿意携手将此项工作做好。作为指导老师，我的座右铭是：耐住寂寞，守住信念，成功就在前方。我常和学生说，作为一名医生，首先要明确目标，要经受住各种诱惑和考验，在当今繁华的社会里要守住一片净土绝非易事。中医遵循大医精诚，中医提倡恬淡虚无，中医讲究普济众生，一个优秀的中医医生没有经过多年的磨练是无法成才的。诊病的过程是认真分析判断的过程，它要求医生不仅有专业的知识，还要善于去伪存真，抓住疾病的本质，特别是中医诊病，靠的不是所谓数据，而是中医辨证论治的整体观念。时下很多中医医生习惯将西医诊断与中医治疗挂钩，经常可以看到治疗肺炎就清热解毒、中风就活血化瘀、抑郁就疏肝解郁的情况，似乎中医的治疗就是在西医诊断的前提下运用相应的中药而已，难怪如今很多国医大师呼吁要从根本上改变此种状况。所谓辨病与辨证相结合，就是要在辨证的基础上确立治疗大法和方案，因为中医的诊断历来比较宽泛，一个中风就涵盖了西医学的脑梗死、脑出血等等，而一个痹证就包括了各种颈、腰椎病变和各种类型的风湿性关节炎，因此在临床上是无法与西医诊断完全等同的，只有按照中医的理论学说来诊病治病方可奏效，没有其他捷径可走。

继2015年首次担任北京市"双百工程"指导老师后，2022年我继续担任北京市第六批老中医药专家学术经验继承工作指导老师，2017年、2022年先后担任第六批、第七批全国老中医药专家继承工作指导老师。作为指导老师我必须把握住传承的精髓，真正让中医发扬光大。

第六讲
临证验案 针药融合

一、开颅术后神经损伤（眼外肌麻痹）

医案

韩某，女，57岁，2019年4月17日初诊。

主诉：右眼睁不开4个月。

现病史：患者因颅内占位于2019年1月13日在304医院进行开颅手术，术后出现右眼睁不开的症状，之后在复兴医院进行高压氧治疗，配合口服神经营养药物，均无效。2019年4月初到北京中医医院眼科住院治疗，静脉给予神经营养药物并配合毫针治疗近3周仍无效。出院后来门诊求治，诊断：开颅术后神经损伤（眼外肌麻痹）。

查体：神志清楚，右眼不能睁开，右眼球活动欠灵活，外展不及边，有复视，视力大致正常，光反射基本正常，鼻唇沟略浅，伸舌居中。舌质红，舌苔薄黄，脉滑。

西医诊断：开颅术后神经损伤（眼外肌麻痹）。

中医诊断：风牵偏视（目疾）。

本患者气血受损孔窍失濡，治宜调畅经脉，养血通络。

【针方】运用多种针法综合治之。

（1）选用细火针点刺眼周围局部。

（2）水针治疗：取注射用腺苷钴胺注射液1.5mL，以注射用水

2mL稀释，分别选择四白、下关、太阳、丝竹空、攒竹、阳白等穴交替进行穴位注射。

（3）毫针治疗：选择阳白、四白、下关、太阳、丝竹空、攒竹、臂臑、足三里、光明、三阴交、太冲，睡眠不佳时加神庭、神门，腹胀便干时加天枢、丰隆等，留针25分钟，同时用红外线照射局部。

（4）全部穴位起针后在阳白、四白、下关、丝竹空、攒竹上留置揿针24小时。

每周治疗3次，共计20次。最终患者右眼可自主睁开，临床痊愈。

🌀按语

多种针法的联合应用是治疗顽疾的利器，大量的临床实践证明，疑难宿疾非火针不足以祛病，这也是国医大师贺普仁留给后人的宝贵财富，在临床上屡屡奏效。此外，本案中给药途径的变换也值得高度重视，同样的西药，之前用了效果不佳，变换了给药途径，通过经络腧穴的作用使药物的功效发挥到最大，是西药与经络腧穴功用的组合，实现了真正意义上的中西医结合，这也是今后中西医结合的方向和研究的重点。揿针的引入提示针灸同道既要注重针法的选择，又要考虑延长针刺的效应。在腧穴的选择上要重视特定穴、经验穴以及病变部位相结合的原则，真正做到取穴精准，疗效明确。同时，寻找适合的中西医切入点并加以提升、拓展才是今后中西医结合的正确方向。

二、特发性肺纤维化

🌀医案

李某，男，68岁，2021年6月9日初诊。

主诉：反复咳嗽咳痰半年，加重1周。

现病史：患者半年前受凉后出现干咳，少痰症状，未予重视，曾自行于药店购买"止咳药"对症治疗，效果不明显。1周前，患者运动后咳嗽咳痰加重，伴轻度呼吸困难，休息后不能缓解，就诊于我院，完善肺部高分辨CT检查后，诊断为"特发性肺纤维化"。

现症：咳嗽，痰少质稀，活动后气短，可耐受平地慢走500米，神疲乏力，喜温饮，活动后汗出，食欲不佳，眠欠安，二便尚调。

既往史：既往体健，否认烟酒嗜好。

查体：双肺呼吸音粗，双下肺可闻及爆裂音，心律齐，各瓣膜区未闻及病理性杂音，双下肢无水肿，杵状指（＋）。舌淡黯，苔白微腻，脉细滑。

辅助检查：①肺部CT：双肺胸膜下分布的网格、蜂窝影，以下肺为著，符合寻常性间质性肺炎样改变，特发性肺纤维化可能性大。②肺功能：FVC 50%，DLco–SB 57%，提示限制性通气功能障碍，弥散功能轻度下降。③实验室检查：KL–6 899U/mL。

西医诊断：特发性肺纤维化。

中医诊断：肺痹　肺脾两虚证。

【针方】

（1）火针治疗：点刺任脉。

（2）毫针治疗：穴取天突、膻中、中脘、气海、关元、列缺、足三里、三阴交、太溪等，同时配合红外线照射下腹部。每周2次，10次为1个疗程。

【汤方】

治以温肺止咳，健脾化痰。以补肺汤合二陈汤加减。

方药组成：太子参、生黄芪、熟地黄、款冬花、紫菀、桔梗、化橘红、茯苓、清半夏、紫苏子。7剂，每日1剂，水煎服，1日2次。

复诊：患者咳嗽频次较前减少，痰量减少，质稀，气短改善，畏寒减轻，仍神疲乏力，纳眠可，二便调。舌暗红，苔白腻，脉沉细。针刺在前方基础上加太白、公孙。汤方于上方基础上加生薏苡仁30g、炒白术30g。14剂，煎服法同前。

3个月后随访患者，自觉咳嗽气短等症明显改善，可耐受日常活动，呼吸困难评分由2级变为0级。复查肺部CT示：间质性肺炎，情况稳定无进展。

按语

患者为老年男性，辨病属肺痹，证属肺脾两虚，治以补肺健脾，肺脾同治，故以补肺汤合二陈汤加减。补肺汤本出自《永类钤方》，由人参、黄芪、熟地黄、桑白皮、五味子、紫菀等组成，功能为补益肺气，治短气、喘咳、少气不足以息。原方中人参能大补元气，善于补益肺脾，是治疗肺虚咳喘的要药，然而在临床治疗中，本人常以清补之品——太子参取代人参，既避免了人参的温燥，又能发挥出参类药物补气的功效；黄芪甘温，为补中益气之要药，有虚则补其母之意。参芪合用，甘温益气，实卫固表，直补脾肺已虚之气。此患者发病日久，或失治误治，致脾阳虚损，日久母病及子，表现为肺脾两虚证，据脾与肺五行相生关系，通过温补脾阳，可以达到益气温肺之功效，体现了肺脾同治的原则。二陈汤始见于宋代《太平惠民和剂局方》，是治疗湿痰证的经典名方，用药多为温性，味辛、苦、甘，多归脾、肺、胃等经。除半夏、陈皮、茯苓、甘草四味药以外，人参、白术补气健脾，配合厚朴、苍术等燥湿消痰、下气除满，配合桔梗宣肺化痰。现代药理研究亦证明二陈汤具有镇咳化痰的作用，如半夏可以镇咳祛痰，陈皮具有抗氧化、抗炎平喘、抗过敏等作用。湿邪滞脾时，脾升清作用受到限制，故在醒脾化湿时，加用宣发肺气、助化湿药物以行水，助脾升清，使气机升降正常，机体自和。由此可见，针刺治疗配合补肺汤与二陈汤，针药并用，从太阴角度入手，补肺金，健脾土，共奏肺脾同调之功。

三、水肿

医案

刘某，男，56岁，2020年11月12日初诊。

主诉：反复水肿10余年，加重1个月。

现病史：患者10余年前无明显诱因出现水肿，以眼睑、双下肢水肿明显，每年入秋后症状加重。刻下症：眼睑、双下肢水肿，多汗，运动后即汗出，白天困倦乏力，饭后胃脘胀满不适，平时思虑较多，时有心慌，双下肢怕凉，眠可，阴部潮热多汗，小便量不多，大便稀，每日2~3次。

查体：双下肢胫骨凹陷性水肿。舌淡暗胖大有齿痕，苔白腻，脉沉滑。

辅助检查：动态心电图、心脏彩超、肝功能、肾功能、甲状腺功能均正常。

中医诊断：水肿 脾肾两虚，水液失调。

治法：温阳利水。

【针方】

（1）火针治疗：点刺督脉大椎至腰阳关穴区域，任脉中脘、气海、关元、中极。

（2）毫针治疗：穴取百会、神庭、神门、中脘、天枢、脾俞、肾俞、水分、蠡沟、三阴交、太溪。针刺每周2次，每次留针20分钟。

【汤方】

桂附地黄汤化裁：制附子10g、茯苓10g、炒白术10g、熟地黄10g、山萸肉10g、山药10g、泽泻12g、牡丹皮12g、桂枝9g、炙甘草12g。

日1剂，饮片煎煮，取400mL汤液，早晚分服，共7剂。

2020年11月19日，患者针药治疗1周后，眼睑水肿明显缓解，下肢仍有轻度水肿，运动后汗出较多。白天精神稍有改善，饭后无明显胃脘胀满，无明显心慌，双下肢怕凉，小便量不多，大便稀，每日1~2次。近日时有鼻干症状。舌淡暗胖大，有齿痕，苔白腻，脉沉滑。辨证同前，中草药继服前方，针刺疗法加尺泽、阴谷调补肺肾。治疗2周后，患者眼睑、双下肢水肿消失，鼻干症状缓解，运动后汗出较前明显减少，精神转佳，饭后无明显胃脘胀满，无明显心慌，双下肢怕凉症状较前明显改善，小便量可，大便成形，每日1~2次。2个月后随访患者情况稳定。

🐚 按语

本例患者脾肾两虚，水液失调。针灸处方中火针点刺督脉大椎至腰阳关穴区域，重在振奋阳气、温通经络，火针点刺任脉中脘、气海、关元、中极，重在温下焦之阳，使水脏得暖，则水道得以通利；毫针治疗选穴中，中脘属任脉，为任脉、手太阳经、手少阳经、足阳明经之会，同时为胃之募穴，八会穴之腑会。具有和胃健脾、降逆利水之功用，与脾肾相配健脾化湿；天枢属足阳明胃经，大肠之募穴，与肾俞相配补肾利水，与中脘相配，调理中焦脾胃，增强其运化水液之功；水分，又名分水，功能温运水湿、利水调腹；水道，《备急千金要方》记录该穴可主肾、膀胱、三焦之患，可以治疗水肿、小便不利；蠡沟属足厥阴肝经，与三阴交相配，补益肝肾、调畅气血，缓解阴部潮热汗出；太溪为足少阴经原穴，肾为水之下源，与诸穴配合调下元，助气化，通调水道；百会、神庭、神门养血安神。在刺法上，针对蠡沟穴，本人常用2~3寸针向阴部方向透刺，以增强循经感传之力。复诊时患者出现鼻干症状，考虑为肺燥之征，加尺泽、阴谷寓泻于补，润肺补肾。中药方中以真武汤合金匮肾气丸加减。方中附子为君药，辛甘大热，温助肾阳，化气行水，兼温脾阳，以运化水湿；以茯苓、炒白术、熟地黄、山萸肉、山药为臣，健脾气、通脾阳，宣散水湿，既助附子温阳散寒，又可滋肾填精；以泽泻、牡丹皮为佐，清泄肾火，并制约全方温燥之性；以桂枝温经通脉，助附子以温阳化气，补益精血；炙甘草调和诸药，助阳明之功。全方温补脾肾，通阳利水，配合针刺力雄效捷。

四、多系统萎缩

医案一

于某，男，75岁，2020年8月7日初诊。

主诉：尿失禁数月。

现病史：患者2020年初开始出现尿失禁，每晚起夜达20余次，最短排尿间隔为20分钟，排尿难以控制，每日尿量达3000mL以上，口渴，每日饮水量大于2000mL。曾于外院就诊，神经系统查体和影像学检查结果考虑为"多系统萎缩"，曾住院予对症治疗，效果平平，遂来诊。现症见：尿频，时有尿失禁，夜间尤甚，每晚起夜20余次，每次尿量30mL左右，严重影响睡眠，白天精神欠佳，常有体位性头晕伴有跌倒，不能独立外出，生活质量下降，伴有焦虑恐惧，纳呆。

既往史：患者2019年年初开始出现尿潴留，排尿困难，有前列腺增生病史，未予重视。2019年3月出现直立性低血压，卧位、站位收缩压相差20~30mmHg，改变体位时曾多次出现晕倒。

查体：舌质红胖大，舌苔黄厚腻，脉沉滑。

西医诊断：多系统萎缩。

中医诊断：①尿频　肾虚不固，湿热下注；②眩晕　髓海不足。

【针方】

（1）火针治疗：点刺任脉、督脉、足太阴脾经、足阳明胃经、足少阴肾经。

（2）毫针治疗：穴取百会（与四神聪交替使用）、手足十二针以调和阴阳、通经活络，气海、中极益气助阳、调经固经，蠡沟（长针平刺）、太冲理气疏肝，丰隆健脾化痰，同时配合红外线照射下腹部。

每周2次，10次为1个疗程。

【汤方】

地黄饮子加佩兰、藿香、竹茹、补骨脂、狗脊、黄芩各10g，清半夏9g，每日1剂。

2020年8月14日复诊：总尿量同前，时感口干，每次尿量增多，起夜次数有所减少，每晚10次左右，睡眠仍受影响，自述排尿时有刺激感，无尿道发热、疼痛感。汤方在前方基础上加太子参30g，针刺在前方基础上加神庭、神门。

2020年8月18日复诊：患者口渴减轻，汗出不明显，夜尿每次间隔1小时，次数较前明显减少，出现轻微排尿刺激、灼热感。舌质红，舌苔黄厚腻，脉沉滑。在前方基础上减太子参，加用萹蓄、瞿麦、滑石、金钱草各15g，针刺方案同前。

2020年8月25日复诊：未再出现尿路刺激症状，直立性低血压有所改善，变换体位后收缩压相差10mmHg，但情绪烦躁不安，夜眠差。前方加用酸枣仁15g，知母、柴胡、郁金、茯苓、泽泻、生白术各10g。针刺方案同前。

2020年9月1日复诊：烦躁好转，饮食可，夜尿减少至每晚3~4次，有完整睡眠，体位变化时血压仍有小幅度波动，大便偏干。改汤方为：补骨脂、桑寄生、竹茹、胆南星、柴胡、郁金、路路通、怀牛膝、地龙、郁李仁、茯苓、泽泻各10g，瓜蒌、鸡血藤、火麻仁各15g，清半夏9g。针刺在前方基础上加天枢。

2020年9月11日复诊：针刺治疗1个疗程，直立性低血压得到纠正，血压逐渐平稳，控制在120~140/70~80mmHg。夜尿次数控制在每晚2次，每次尿量明显增加，针刺治疗周期结束，进入休养阶段。给予汤方治疗：生白术、党参、竹茹、胆南星、补骨脂、桑寄生、柴胡、郁金、杜仲、佩兰、地龙、五味子、火麻仁、瓜蒌各15g，清半夏9g，生薏苡仁30g，服用14剂。3个月后随访患者，夜尿次数稳定，每晚2~3次，血压平稳，直立性低血压情况基本消失，可独立行走，生活可以自理。

按语

该患者最痛苦的表现在两大方面：直立性低血压导致的眩晕、站立不稳和严重的尿频。直立性低血压是多系统萎缩最常见的自主神经功能障碍，常导致患者头晕甚或晕厥，对其生活质量造成严重的影响。其病因仍为肾虚精亏，脏腑功能失于濡养，致心肺气虚、鼓动无力而发。尿频为肾虚导致三焦气化失司，膀胱气化不利，水液输布失常所致。火针点刺督脉、任脉、足太阴脾经、足阳明胃经调节脏腑经气。督脉为阳脉之海，行于身后，循脊入脑；任脉为阴脉之海，行于身前，上通于脑。二者相交于脑，阴升阳降，循环往复，才可使阴阳平衡，脑髓得以充养。毫针治疗取百会（与四神聪交替使用）安神定志，手足十二针以调和阴阳、通经活络，气海、中极益气助阳、调经固经，太冲理气疏肝，丰隆健脾化痰，重用肝经络穴蠡沟，因其所在足厥阴肝经循行"过阴器，抵小腹"之故。人体水液代谢责之于肺、脾、肾三脏，此患者肾虚为本，汤方以益肾健脾、清热化湿为法，方选地黄饮子滋补肾之阴阳的同时，加用补肝肾、固精缩尿、燥湿化痰之品。针对患者的兼症，酌情配合益气生津、宁心安神、温阳通淋和疏肝解郁之品。

总之，本病针刺以"通督益髓温肾"为根本，重用火针，精选蠡沟，中药在益肾的基础上兼顾诸脏。针药并用，标本兼治，收效甚佳。

医案二

单某，男，55岁，2022年2月9日初诊。

主诉：头晕伴行走困难2年，遗尿1年余。

现病史：患者2019年初无明显诱因出现头晕，感觉行走发飘，肢体运动大致正常，性功能障碍。在外院就诊，影像学检查提示：腔隙性脑梗。2020年4月出现行走障碍，步态不稳，同年5月在外院就诊，行颈动脉超声等检查，考虑诊断为"多系统萎缩"，给予丁苯酞治疗。2021年开始尿频遗尿加重，近日每夜起夜4~5次，白天有尿不净等症状，体位改变时有头晕、摔倒。近日来晨起体位性低血压明显，卧立位收缩压差大于30mmHg，行走不利加重。曾在北京协和医院、中日友好医院就诊，配合中药治疗。目前行走障碍，夜尿频，尿急，语言謇涩，无吞咽障碍，大便干，2日一行。

既往史：无基础病史。

查体：卧立位收缩压差大于30mmHg，共济试验（＋）。舌质红舌苔黄，脉弦滑。

辅助检查：头颅核磁（2019、2020、2021年）示：①小脑萎缩；②脑桥十字征。肛门括约肌肌电图示：神经源性膀胱。

西医诊断：多系统萎缩（小脑型）。

中医诊断：①眩晕　髓海不足；②遗尿　肾气不足。

【针方】

（1）火针治疗：点刺任脉、督脉、足太阴脾经、足阳明胃经、足少阴肾经。

（2）毫针治疗：穴取百会、神庭、通里、照海、合谷、天枢、中脘、气海、中极、三阴交、足三里、蠡沟、照海、太冲、太溪。同时配合红外线照射下腹部，每周2次。

注意事项：嘱患者密切观测卧立位血压变化，变换体位后需要即刻测量血压。

2022年3月2日复诊：针灸治疗近1个月后，患者症状明显缓解，头晕较前减轻，卧立位收缩压差小于20mmHg，言语较前清晰，尿频症状缓解，夜尿由4~5次减到2~3次，白天有尿不净感，仍有行走障碍，继续观察治疗。

按语

本患者曾就诊于多家医院，效果欠佳。对于此类病症，火针疗法是一大特色方法，通过温热刺激穴位或局部，达到鼓舞正气、温通经脉、活血行气的目的，临床上大凡阳气亏损、气血不足、经脉阻滞的病症均可以运用。火针点刺强调刺任脉及足厥阴、足阳明经络，以温通经络使气血调畅，经脉得以濡养，正气充实，达到治疗疾病的目的。临证中一定要注重"治神"，"凡刺之真，必先治神""凡刺之本，先必本于神"，这是治疗顽疾的基础和前提。应重用少阴经穴，如通里、照海，通里为手少阴心经之络穴，照海为足少阴肾经之穴，通阴跷脉，是八脉交会穴之一，两穴均为特定穴，上下相配，是本人治疗语言障碍的常用对穴。肝经络穴蠡沟，是恩师贺老治疗泌尿系疾病的必用腧穴，针刺此穴宜采用长针向心性平刺。同时注重经络辨证与脏腑辨证相结合，侧重特定穴，如肝、肾之原穴太冲、太溪，兼顾调补脾胃之足三里、三阴交等，以充其肾气，填其髓海，收效良好。

五、哮喘

🔹 **医案**

果某，男，50岁，2017年4月5日就诊。

主诉：咳喘反复发作30年，加重2个月。

现病史：患者慢性支气管炎病史30余年，反复发作，逐渐发展为支气管哮喘，间断使用信必可、孟鲁司特等药物控制病情，病情严重时曾使用糖皮质激素治疗。2个月前，患者劳累后喘憋加重，痰多，就诊于某三甲医院，诊断：①支气管哮喘急性发作；②支气管肺炎。经抗感染治疗及地塞米松10mg静脉点滴3天后，症状减轻。刻下症：咳嗽咳痰，痰白量少质黏，伴气短，活动后喘憋，可耐受平地慢走1000m，恶寒明显，咳喘受凉后加重，纳眠可，尿频，大便溏，每日3次。舌暗，苔白中剥，脉弦滑。

此为肺肾两虚，宣降失司之咳喘，治宜宽胸祛痰，补气平喘。

【针方】毫针、火针、皮内针多种针法联合应用。首用火针，点刺任脉、肺经、胃经、大肠经，继而针刺天突、膻中、中脘、气海、关元、列缺、鱼际、足三里、太溪、公孙，每次留针25分钟，每周3次。起针后于天突、膻中、足三里、合谷留置揿针，嘱患者每2个小时每穴按压30~60秒（方向垂直于腧穴，不可揉），留针24小时后自行取下。

【汤方】

太子参50g	百合10g	射干10g	牛蒡子10g
芦根10g	瓜蒌15g	桔梗10g	贝母15g
丹参15g	薤白10g	百部10g	

针刺2周后咳嗽喘憋明显减轻，痰少质黏，时有心悸、腰酸，加内关行毫针平刺、皮内针。具体操作同前。调整方药：太子参

50g，百合10g，贝母15g，百部10g，桑寄生15g，车前草10g，北沙参15g，黄芩10g，茯苓10g，紫菀10g，生白术10g，款冬花10g。每日1剂，每次200mL，分2次送服，连服2周，4周后痊愈。

🌀按语

毫针刺法作为针灸治疗咳嗽最基础的方法，应用于肺系疾病治疗的全过程，应根据患者的症状、舌脉，结合病因，进行辨证施针。对于病程日久、正气虚弱的内伤咳嗽，如阳虚证或肺肾两虚证，火针具有激发阳气、扶正祛邪的作用。咳喘病程迁延，治疗周期较长，且病情容易反复，而揿针治疗内伤久咳或顽固性咳嗽，不但延长了针刺效应，有助于巩固疗效，且副作用小，容易被患者所接受。

汤方的选择既要注重扶正补肺，又要化痰逐瘀，同时要兼顾脾肺同调，注意肺脾同为太阴经脉，肺肾又母子相关，不可偏废。

六、癃闭

🌀医案一

张某，男，91岁，2016年4月11日初诊。

主诉：尿潴留留置尿管多年。

现病史：家人用轮椅推进诊室。患者长期尿潴留，一直用导尿管排尿。曾经历4次手术，因患胃癌、肾癌分别行胃切除、肾切除手术，术后留置尿管，此后出现不能自主排尿。长期导尿使尿管留置局部反复感染，常因尿管堵塞重复插管，此次就诊的主要诉求就是拔掉尿管。

既往史：前列腺增生病史多年。

查体：舌质红，舌苔薄白，脉滑。

此为年老久病，肾元亏虚之癃闭，治宜温通扶阳，益气固本。

【针方】

（1）火针治疗：点刺任脉、下肢阴经经脉。

（2）毫针治疗：平刺蠡沟，直刺气海、中极、天枢、三阴交、太溪、足三里，每次留针25分钟，留针时局部配合红外线灯烤下腹部，每周2次。

（3）起针后蠡沟、气海、中极揿针留置24小时。

2016年4月11日至5月16日，总计针刺治疗6次。5月16日当日患者应换尿管，嘱家人拔掉尿管后暂不插管，令患者每隔1~1.5小时尝试自行排尿，观察情况。当日患者排尿从开始的点滴不畅到自主排尿成功。后又针刺2次以巩固疗效，临床治愈。

按语

老人年过九十，平素患有严重的前列腺增生，诊疗从经络辨证入手，根据经脉的循行路线与病所的位置选用足厥阴肝经和任脉穴为主，重点选择肝经的络穴蠡沟。该穴位于小腿内侧，足内踝尖上5寸，胫骨内侧面的中央，针刺时采用平刺，由远端向近端刺入，用3寸针进行针刺，其原理是肝经经脉循行"过阴器，抵小腹"，临床多种男性生殖系统疾患均可选用该穴。其次，选择任脉的气海、中极，气海温振肾阳，有助气化；中极本为膀胱募穴，专攻小便排泄障碍疾患。然后用太溪、三阴交补肾养血。此六穴均为阴经腧穴，属治本之法，在此基础上再配合强壮要穴足三里。纵观全方，坚持以扶正为大法。除此之外，加用揿针，每天反复多次按压，以保持针灸作用的连续性，仅治疗6次患者就撤掉尿管，虽时有排尿点滴不畅之表现，但毕竟可以自主排尿，取得了较好的疗效，之后又巩固治疗2次，患者排尿基本恢复正常。治疗期间嘱咐家属帮助患者养成定时排尿的习惯，不要等到有憋尿感觉的时候再去排尿，否则病情可能反复。这个病例提示我们，对于年老的患者，不管其有无虚损的表现，都要注重年龄的因素，慎用攻邪之法，以补为纲，用药不可用猛烈之品，用针选穴同样以阴经为主。

🌀 医案二

黄某，男，65岁，2022年1月9日初诊。

主诉：尿潴留8个月余。

现病史：患者2021年5月出现尿潴留，在外院就诊，考虑为尿动力不足，随即给予尿管留置操作，患者既往有前列腺病变，尿管时常堵塞，需要反复插管，现残余尿量130mL。平素焦虑、抑郁，服用抗焦虑药物治疗，用药后睡眠尚可。

查体：舌质红，舌苔黄黑，脉弦滑。

此为下焦湿热之癃闭，治宜温通益肾，清利除湿。

【针方】

（1）火针治疗：点刺任脉、足阳明经、足厥阴经。

（2）毫针治疗：蠡沟平刺，余穴取气海、中极、天枢、足三里、阴陵泉、丰隆、三阴交、太溪，下腹部红外线照射，留针25分钟。

治疗正值春节期间，患者基本确保每周治疗1次，3月7日七诊返家后拔除尿管，观察2天排尿无异常，特来告知。

🌀 医案三

王某，女，82岁，2022年1月24日初诊。

主诉：尿潴留半年。

现病史：患者2021年6月突发肢体活动不利，影像学检查提示：腔隙性脑梗死。此后出现尿潴留，医院给予尿管留置导尿，泌尿系感染反复发作，排尿时无明显尿急尿痛。

查体：舌质红，舌苔白，脉沉滑。

尿常规检查：红细胞、白细胞均升高，无蛋白，无肉眼血尿。

此为肾气不足之癃闭，气虚血瘀之中风病，治宜温补肾气，清利湿热。

【针方】火针治疗，主穴蠡沟平刺，毫针针刺配合，下腹部红外线照射。

【汤方】

桑寄生15g	萹蓄10g	萆薢10g	车前草10g
淡竹叶10g	滑石10g	小蓟10g	牡丹皮20g
山萸肉10g	泽泻10g	茯苓10g	猪苓10g

二诊（2022年1月28日）：效不更方，针药同前。

三诊（2022年2月7日）：针方大法不变。汤方去竹叶，加生地黄10g、石斛10g、通草10g、狗脊10g。

七诊（2022年3月7日）后尿管拔除，恢复自主排尿。

医案四

刘某，男，77岁，2022年2月11日初诊。

主诉：尿潴留5个月。

现病史：2021年9月因心肌梗死进入监护室留置导尿管至今，始终开放导尿。因心功能不全，心功能Ⅱ～Ⅲ级卧床，后出现四肢肌肉萎缩，只能在他人辅助下行走，自感下肢麻木，为安全起见，医生决定持续留置导尿管，卧床期间导尿管拔除后无法自行排尿，再次留置导尿管至今。

既往史：①糖尿病；②糖尿病周围血管病；③下肢动脉闭塞；④冠状动脉粥样硬化性心脏病；⑤冠状动脉支架术后；⑥高脂血症。

查体：舌质红，舌苔黄厚腻，脉弦滑。

此为肾气虚衰、心血不足之癃闭，心悸伴经脉失调之痿病，治宜温补肾气，调血养心，疏通经络。

【针方】

（1）火针治疗：点刺任脉、手厥阳心包经、足厥阴肝经、足少阴经。

（2）毫针治疗：主穴内关、蠡沟3寸针平刺，配穴膻中、气海、中极、天枢、足三里、三阴交、太溪、太冲，下腹部红外线照射，留针25分钟。

【汤方】

太子参40g	桑寄生10g	补骨脂10g	炒酸枣仁15g
石斛10g	柏子仁10g	生地黄15g	生杜仲10g
山萸肉10g	当归10g	川芎10g	丹参10g
薤白10g	厚朴10g	竹茹10g	桃仁10g

7剂，每日1剂，日2次，温服。

二诊（2022年2月18日）：诸症同前，大便干燥，舌质红，舌苔黄厚腻，脉弦滑。针方不变，汤方调整如下：上方去川芎、薤白、桃仁，加瓜蒌10g、橘红10g、黄芩10g。煎服同前。

三诊治疗同前。

四诊（2022年2月23日）：分析患者除有癃闭、心悸以外，还有痿病导致活动受限，决定配合穴位注射。在上述针方基础上选择注射用腺苷钴胺注射液1.5mg，分别在足三里、阳陵泉、三阴交等穴交替治疗。

之后分别于2月28日、3月2日进行火针、水针、毫针治疗，配合红外线照射腹部，总计就诊6次。家属补充病史：之前很多西医院医生认为患者年事已高，保守治疗恢复可能性小，建议行前列腺全切术，患者及家属因担忧手术风险，未同意手术。六诊返家后患者尝试拔除尿管，恢复自主排尿。

🐚 按语

以上癃闭案例，虽病因不同，性别、病程、病症各异，但就诊目的一致，故治疗大法不变，根据不同病情选择治疗方案。在针具的选择上也因人而异，除火针、毫针必用以外，还可以酌情配以水针，腧穴的选择仍以蠡沟、任脉腧穴为主，最终均收效良好。

七、心悸

🌀医案

刘某，男，74岁，2016年1月25日初诊。

主诉：心悸不宁3个月。

现病史：患者于2015年10月赴高原，因劳累出现心慌不适，11月初返回北京后到医院就诊，心率大致正常，心律不齐明显，24小时动态心电图检查显示：期前收缩3万余次，房性期前收缩居多伴有室性期前收缩。医院给予抗心律失常药物治疗1个月。12月初复查，心率不足60次/分，动态心电图结果未见明显改观，此后服用活血通络汤方治疗，自感症状似有减轻但不明显，于次年1月下旬请求针灸科会诊。现症见：心慌心悸，心烦少寐，饮食可。

查体：舌质淡红，舌苔薄黄，脉律绝对不齐，脉结代略数。

此为胸阳不振、气虚血瘀之心悸，治宜温振心阳，通络安神。

【针方】

（1）火针治疗：点刺任脉胸部。

（2）毫针治疗：3寸毫针平刺左侧内关，平刺膻中，直刺右侧内关、中脘、气海、足三里、三阴交、每次留针30分钟，每周3次。

二诊：患者自述心慌好转，切脉仍为结代脉，但异常脉律不超过10次/分。效不更方，针治同前。

三诊：情况大有改观，除运动后略感心悸外，平素自觉无恙。心率60~70次/分，期前收缩2~3次/分。给予揿针留置双侧内关24小时。

四诊：基本无不适感觉，精神状态极佳，切脉1分钟，未及结代脉，继续当前治疗。

五诊：无任何不适，已无结代脉，针法方穴不变，治疗告一段落。

2016年2月15日家属来电告知，前日再次行24小时动态心电图复查，结果显示：期前收缩仅1次。临床治愈。

按语

心律失常在临床极为常见，西医大多采用抗心律失常药物治疗，但相当一部分患者服药后虽然心率明显下降，但心律失常未见改善，感到更加不适。此患者病因为高原缺氧，导致心阳不振，血脉瘀阻无力推动心气运行，故脉结代，因此治疗应围绕温阳、振奋、通络展开。内关本为络穴，又为八脉交会穴，隶属厥阴心包经，加之心脏在左，故取左侧内关，运用长针平刺加强疏通心气作用，配合气会膻中浅刺，发挥益气通络、振奋宗气之作用。气海隶属任脉，扶正补气，中脘、足三里、三阴交均与脾胃相关，主气血化源，使气血充足，气行血行，火针温阳力大无穷，有助心主血脉之功。全方仍重用阴经穴、特定穴，因而效如桴鼓。

八、幼儿面瘫

医案一

患儿，男，9月龄，2014年10月20日初诊。

代主诉：左侧面部活动不利2天。

现病史：2天前幼儿突发高热，体温约39℃，伴轻微流涕、精神差、食欲不振，当日就诊于北京儿童医院急诊科，考虑为感冒，给予药物退热对症处理。昨日患儿母亲发现患儿哭闹时嘴角向右侧㖞斜，问询儿童医院医生，考虑为面神经炎，但未予特殊药物处理。今日急来本人门诊就诊。

查体：患儿身热，烦躁不安，左侧额纹消失，闭目露睛，鼻唇沟变浅，哭闹时嘴角歪向右侧，喂水时有口角漏水现象。舌质淡红，苔白，脉浮滑略数。

西医诊断：面神经炎。

中医诊断：面瘫。

此为感受外邪，经气阻滞之面瘫，治宜祛风散寒，通经活络为法。

【针方】针刺患侧攒竹、阳白、四白、丝竹空、迎香、颧髎、下关、地仓、颊车，健侧合谷，每次留针25分钟。留针时局部配合红外线照射，隔日1次。

【汤方】

金银花10g	连翘5g	防风5g	荆芥3g
板蓝根6g	菊花5g	芦根5g	僵蚕3g
当归尾3g	桑叶3g	薄荷5g	淡竹叶5g

14剂，每日1剂，分次送服，连服2周。

治疗2周后症状明显减轻，左侧额纹较右侧稍浅，左眼基本能闭合，双侧鼻唇沟基本对称，哭笑时嘴角仍稍歪向右侧，但喂水时嘴角已无漏水。连续治疗9次后暂停1周，期间配合揿针留置治疗。选穴：阳白、四白、颧髎、下关、地仓，留置24小时后取下。1周后继续毫针加揿针治疗3次，共治疗12次后痊愈，未遗留任何后遗症。

🌀按语

本病急性期治疗应以祛风散寒、通经活络为法，所取穴位以三阳经穴为主。阳明为多气多血之经，太阳为多血少气之经，少阳为少血多气之经，取穴重在调节三阳经经气。除局部选穴外，还应特别注重对特定穴的运用，合谷为手阳明经之原穴，且为四总穴之一，所谓"面口合谷收"，该穴是面部疾患必选之穴。诸穴配合达到调气活血、疏风散寒、通经活络、牵斜归正之目的。临床对多数幼儿针刺不留针，本案例采用留针处置，效果甚佳。

西医学认为本病与病毒侵犯神经有关，研究表明，具有祛风清热解毒作用的中药，如金银花、连翘、板蓝根等均有抗病毒作用，在急性期配合使用，能起到抑制病毒复制的作用。患儿身有外感，解表不可忽视，防风、荆芥、桑叶、薄荷疏风解表，配合当归尾通络。因患儿年幼，嘱其家长每剂药煎煮2次，兑在一起，分数次喂下即可。

本案例针药并用，针刺留针配合汤方治疗，收效甚佳，提示临证无论长幼均应认真综合治疗，不可省略必要的环节。

🌀 医案二

患儿，女，1岁6个月，2022年6月13日初诊。

代主诉：左侧面部活动不利10天。

现病史：家长介绍患儿于2022年5月患疱疹性口炎，在外院就诊，给予对症治疗（具体用药不详），10天后基本痊愈。6月2日发现患儿面部活动异常，几天后症状加重，嘴角向右侧㖞斜，于北京儿童医院就诊，当时无发热情况。头颅影像学检查示：额叶脑沟稍明显，未见其他异常。胸部X线片示：肺纹理稍多。查体：左侧面瘫体征。诊断：面神经麻痹。给予激素、营养神经等治疗，饮食、睡眠、二便可。

查体：患儿不配合，哭闹中可见患侧额纹消失，闭目漏睛，鼻唇沟变浅，伸舌居中，喝水时有流出情况。舌质红，舌苔白，脉滑。

【针方】阳白、丝竹空、攒竹、四白、迎香、下关、颧髎、翳风、地仓、颊车、健侧合谷留针。

指导家长对患儿进行患侧面部功能锻炼，避免其受风受寒。

二诊（2022年6月17日）：家长诉患儿抗拒服药，强行灌下后导致其恶心呕吐，暂停汤药，坚持进行针刺治疗。

三诊（2022年6月20日）：症状大致同前，维持原针刺方案。

四诊（2022年6月24日）：查体见左侧额纹较前明显恢复，家长描述其饮水进食基本无口角漏出现象。

五诊（2022年6月27日）：查体见闭目无漏睛，额纹恢复接近正常，有表情活动时可见轻微口角向健侧㖞斜，鼻唇沟大致正常。

六诊（2022年7月4日）：查体见左侧面瘫体征基本消失，临床治愈。

🌀 按语

本病例的发病特点是先出现疱疹性口炎，之后出现口㖞，根据西医学理论，面神经病变与疱疹感染相关。中医学极为重视"既病防变"的理念，仍建议以汤方治疗，以期最大程度上祛邪外出。由此提示中医同道，遇见类似情形要注意将"治未病"的思想融入治疗过程中。

本病例的特殊性还表现在患儿极度拒绝针刺治疗，但为保证疗效，在取得家长配合的前提下，仍然进行了留针治疗，而非采取简便的快针治疗。从整个治疗过程和最终的结果来看，对于急性期的病症，无论长幼均仍应坚持留针处置，针对小儿病患，需要认真与家长沟通，以获得他们的配合，这也是中医治疗的特点之一。

九、顽固性胃痛

🌀 医案

哈某，女，79岁，2022年6月27日初诊。

主诉：胃痛反复发作半年余，夜间尤甚。

现病史：患者2020年7月出现下肢静脉血栓，在外院治疗期间发现心脏瓣膜反流、二尖瓣重度关闭不全。在阜外医院进行二尖瓣成形手术治疗，此后病情大致平稳。从2020年开始发现D~二聚体异常增高，最高达到8mg/L，此后服抗凝药物控制至今。2022年开始无明显诱因出现胃痛难忍，以晚间为主，持续时间较长，在外院行胶囊胃镜检查，结果提示：①慢性胃炎；②小息肉。给予抑酸、保护胃黏膜、止痛等对症治疗，效果平平，此后住院配合中药治疗，未见明显效果。目前胃痛呃逆，反胃吞酸，喜暖畏寒，严重影响睡眠，需借助药物方可入睡，大便尚调。

查体：舌质红，舌苔白厚腻，脉沉滑弱。

辅助检查：6月份外院住院检查幽门螺杆菌阴性。肠系膜动脉超声未见明显异常。腹部增强CT示：肝钙化灶。

此为脘痞胃痛，脾胃不和，阳虚气逆，治宜健脾和胃，养心宁神。

【汤方】

生白术10g	党参15g	茯苓10g	白芍10g
合欢皮10g	甘草10g	茯神10g	佛手10g
醋香附10g	砂仁6g	煅瓦楞子10g	盐小茴香10g

3剂，水煎服，每日1剂，1日2次。

【针方】

（1）火针治疗：点刺任脉、足阳明胃经、足太阴脾经。

（2）毫针治疗：百会、神门、三阴交、中脘、内关、足三里、丰隆、太溪、太冲。

二诊（2022年7月1日）：首次针刺治疗后白天疼痛有所缓解，傍晚疼痛仍明显，饮用牛奶后腹痛伴明显便意。舌质红，舌苔白厚腻，脉弦滑。针药治疗同前，因患者病症复杂，用药较多，故首诊汤方改为每日只服用1次。

三诊（2022年7月4日）：针药治疗后症状减轻，自述昨日下午5点饮水后突发胃脘剧痛，疼痛持续，后自行将青盐用微波炉加热后温灸腹部，疼痛逐渐缓解。纳呆，不欲饮食，睡眠仍需借助药物。家属反映患者精神负担较重，有焦虑、抑郁倾向，考虑证属不寐之心神不宁证。舌质红，舌苔白厚腻，脉沉滑弱。上方去醋香附，加醋延胡索10g，2剂。

四诊（2022年7月8日）、五诊（2022年7月15日）：针药治疗后疼痛明显减轻，发作时自行温灸即可缓解，吞酸症状亦有缓解，但遇寒仍感胃痛。自述前几日突发眩晕伴恶心呕吐，考虑与椎~基底动脉供血不足有关。当日针刺治疗中加用毫针刺风池、曲池。

六诊（2022年7月18日）、七诊（2022年7月22日）：自述胃痛反复发作半年，经几次治疗后症状明显改善，疼痛大大减轻，食欲改善，自觉大便少而不爽。针方调整：火针仍为首选，毫针刺取神庭、中脘、天枢、内关、神门、足三里、上巨虚、下巨虚、三阴交、太冲、太溪。由于患者自觉消化系统症状改善明显，心血管系统疾病需要复查干预用药，故提出以后暂时停用汤方，每周针刺治疗1次。

此后患者继续治疗1个疗程，胃痛明显改善，特别是剧痛基本消失，每晚睡眠维持5~6小时，质量尚好，精神状态明显转佳，圆满收官。

🌀 按语

消化系统疾病是中医特别是针刺治疗的优势病种，虽然消化系统疾病出现的症状不尽相同，从食欲不佳、食后胃脘胀满疼痛、吞酸呃逆到排便异常等，针药均可发挥调理脾胃、理气通腑的作用。临证很多患者经西医学相关检查未见明显异常，疾病诊断不明确或不严重，本病例即属于这种情况。尽管进行了较规范的西医治疗，症状却没有得到缓解，而且因为症状加重导致患者睡眠障碍，已经出现焦虑、抑郁表现。因此，用中医思维确定治疗方案尤为重要，这时除了应关注胃部症状以外，调神宁心不可或缺。在四君子汤、芍药甘草汤的基础上加入理气安神之药，针对患者高龄、畏寒喜暖、舌苔厚腻的特点，火针为首选方案，温中焦、除湿邪、调心神，为治本之法。除此之外，还需要引起重视的是，临证中大凡病程较长的消化系统疾病患者均有健忘失眠、情绪波动的表现，故在重视主症的前提下不可忽视"治神""养心"的理念，在腧穴的选取上也应遵循首选特定穴的原则，力争应用最佳的腧穴组合，达到最好的治疗效果。

十、耳聋耳鸣

医案

王某，男，13岁，2022年9月19日初诊。

主诉：左耳突聋伴耳鸣50余天。

现病史：患者2022年7月22日无明显诱因出现头晕呕吐，即刻到外院就诊，电测听检查示：听力下降明显，以高频为主。随即收入医院住院治疗，给予激素、扩血管药物输液治疗，配合高压氧舱治疗，之后行针刺治疗。治疗至2022年8月初自觉耳聋有明显改善，但耳鸣仍作，且反复发作。追问病史，患者为初中二年级学生，自述日常课业负担较重，睡眠尚可。

查体：舌质红，舌苔白腻，脉滑数。

中医诊断：耳聋耳鸣　髓海不足。

【汤方】

| 生地黄10g | 瓜蒌15g | 天麻10g | 葛根10g |

五味子 10g	菖蒲 10g	远志 10g	牡丹皮 10g
野菊花 10g	黄精 10g	厚朴 10g	茯苓 10g
珍珠母 10g	竹叶 10g	佩兰 10g	清半夏 9g

【针方】

（1）火针治疗：点刺颈部。

（2）毫针治疗：取百会、神庭、太阳、听宫、翳风、外关、中渚、侠溪、足三里、三阴交、太溪、太冲。

二诊（2022年9月21日）：耳鸣有减轻，睡眠尚可。

三诊（2022年9月23日）：耳鸣声音变小，症状明显减轻。

四诊（2022年9月26日）：经过3次针药治疗后耳鸣基本消失。舌质红，舌苔黄厚腻，脉沉滑。为巩固疗效，效不更方，继续针药治疗。

五诊（2022年9月30日）：一般情况平稳，全天无耳鸣发作，自述左侧卧位压迫时左耳廓有麻木感，其他体位不明显。自述既往耳鸣发作与运动量有关，例如自行车骑行70km后左耳有刮风样声响，睡眠良好。

六诊（2022年10月3日）：自述左耳廓麻木感减轻，余无不适。

七诊（2022年10月7日）：自述目前听力完全恢复，耳鸣消失。自行车试验性骑行50km，未出现之前的耳鸣现象。耳廓麻木感消失，耳腔内触之有轻微麻木感。

经过7次针药治疗，听力恢复，耳鸣临床治愈，嘱咐家长和患者注意保证睡眠时间和质量，避免长时间使用耳机，适度运动。

🌀按语

耳鸣耳聋是常见的临床症状，噪声污染、压力过大、用脑过度、睡眠欠佳等各种复杂因素导致该病发病率不断升高。针灸治疗耳疾的取穴原则有多种，本人较为多用的是循经取穴法。《灵枢·口问》曰:"耳者,宗脉之所聚也。"说明全身各大脉络都聚于耳,与耳有联系。手少阳三焦经、足少阳胆经、手太阳小肠经、足太阳膀胱经、手阳明大肠经、足阳明胃经和手厥阴心包经等7条经脉,还有手太阴肺经、足太阴脾经、手少阴心经、足少阴肾经、足阳明胃经5条经脉的络脉循行于耳。由此可见,所有的阳经都与耳部有关,而一些阴经也通过络脉与耳部发生联系。所有阴经的经别都会合入阳经的经别而注入六阳经脉,加强了阴经与头面部的联系。可见,十二经脉都与耳部有着密切的联系,因此临证中多以循经取穴为原则。此外,应注重近端与远端配穴、局部与整体配穴,同时强调辨经取穴与辨证取穴相结合。耳所在的位置是足少阳胆经循行的部位,局部穴位以听宫、翳风为主,远端穴位以中渚、外关、丘墟、侠溪为主,再根据疾病特点、病机转化规律,选配足少阴肾经、督脉等经穴。百会为手、足三阳经和督脉、足厥阴肝经的交会穴,益气升阳,百病皆治,故名百会。足少阴肾经原穴太溪有滋阴补肾填精之功,肾经经脉出于涌泉,流经然谷,至此则聚留而成太溪,针刺此穴则可养阴益肾,肾精充足则耳窍得养,耳窍聪利则能听五音。

本病例患者为中学生,课业重,精神紧张因此在上述针刺治疗的基础上配合汤方,依据舌脉判断其有内湿征象,治疗原则以潜镇除湿、疏通脉络为法。纵观针药阴阳结合、远近相配、标本同治,共奏补益肝肾、聪耳活络、潜镇通窍之功,突出经络辨证和临证经验,取得满意的疗效。需要强调的是,本例患者为青少年,睡眠质量较好,但临床上大多数耳疾患者原本睡眠质量就差,或是患病后病情影响睡眠,以致出现焦虑、抑郁情绪。因此,治疗中也要应用调神养心解郁之法,心理疏导亦不可忽视,只有多方兼顾,才能缩短病程,提升疗效。

十一、阿斯伯格综合征

医案

患儿，男，7岁6个月，2017年8月9日初诊。

代主诉：行为、言语、情感异常4年。

现病史：患儿从小怕声响（如鞭炮、锣鼓声），3岁半上幼儿园后难以融入集体。5岁半上学前班，老师发现患儿不耐静坐，课堂上时常自由走动，平素性情偏急躁，爱发脾气，时有挤眉弄眼、清嗓子的表现，不爱听批评的话，不喜参加集体活动，但患儿很聪明，学习成绩优良。2016年4月第一次到安定医院儿科就诊，诊断为：①抽动症；②多动症；③阿斯伯格综合征。开了1个月的对症治疗口服药，因家长考虑患儿还在生长发育期，担心药物有副作用，因而始终未予其服用。同年6月到北京大学第六医院儿科就诊，诊断为"社交障碍"。2016年7月到我国台湾省就医，进行了综合评估，仍考虑诊断为"阿斯伯格综合征"，进行了10天左右的感统训练。今年再次进行感统训练，家长感觉有效。幼儿在校时有过激言行，例如倒地不起，自述"活着没意思"，老师要求家长陪读。考试时常只作答一半的题目，但准确率极高。平素睡眠较晚，入睡时间长，睡眠过程不安宁、来回翻滚等。为改善上述症状，今日带患儿前来就诊。

查体：舌质红，舌苔黄腻，脉沉滑。

西医诊断：①阿斯伯格综合征；②多动症。

中医诊断：情感障碍（郁证）。

【针方】

首次开始治疗前患儿哭闹不休近20分钟，之后在反复沟通协调后同意接受针刺治疗，为避免针感过强，易于耐受，故选穴不多，取百会、神门、合谷、足三里、三阴交、太冲，留针30分钟，期间运针2次，患儿有得气感。患儿家属下午来电反馈，既往基本不午睡的患儿，当日午睡了2个小时。

二诊（2017年8月12日）：患儿比较配合，基本没有耗时沟通即接受针刺治疗，因其家属诉患儿排便2~3日一次，观舌苔白厚，故针方加用天枢、中脘，余穴同前。

2017年8月13日、28日、30日复诊治疗。

六诊（2017年9月6日）：开学后首次就诊，老师反映其课堂表现明显好转，主动举手回答问题，精神状态较好。鉴于疗效显著，加之新学期的开始，治疗暂告一段落。

按语

本病属于精神类疾患，儿童多见，与自闭症相比，阿斯伯格症患者没有显著的语言迟缓表现，并不完全缺乏理解和表达的能力，不像自闭症患者那么冷漠。患病的孩子经常被认为是"以我为中心""我行我素"。大部分患儿进入学龄期后，就会表现出融入社会和交往朋友的愿望，有正常的语言表达能力，此类患儿的智力常在正常范围，个别患儿的学业能力超出同龄人水平，尤其在识字和算术方面表现优异。

所谓感统训练就是感觉统合训练，人们通常认为感觉是指视觉、听觉、味觉及嗅觉，但实际上人类生存需要的最基本而且最重要的感觉是触觉、前庭觉及运动觉。感统训练就是将人体器官各部分感觉信息输入组合起来，经大脑统合作用作出反应。经过感觉统合，神经系统的不同部分才能协调整体工作，使个体顺利融入环境。为了确保疗效，应提倡一对一的训练。

本案的选方配穴原则仍然坚持以调神为主，既有常规腧穴神门、三阴交为主穴养心宁神，又有合谷、太冲作为神志病的常规用穴，同时选配百脉聚会、穴居巅顶正中、为三阳五会之百会穴。脑为奇恒之腑，主人体的精神活动，而足三里身兼多种属性——五输穴之合（土）穴、下合穴、四总穴等，对于儿童病患来说不可或缺。针对大便燥结不通的问题，选用募穴通腑亦是治本之法。诸穴配合共奏宁心调神、培土通腑之功。特别提示：中医诊病重在四诊辨证，辨病与辨证相结合，不要幻想某些穴可以专治某些西医学的病而寻找所谓的对应关系，那样做并不会收到理想的效果。

十二、伽马刀后肢痛

医案

陈某，女，15岁，2023年2月27日初诊。

主诉：四肢阵发性疼痛1年半。

患者于2021年5月无明显诱因出现半身麻木伴头晕，到医院就诊，头颅影像学检查示：丘脑、环池内有异常信号。考虑为"脑血管畸形"，在天坛医院进行伽马刀治疗。治疗后患者出现四肢阵发性触电样疼痛，且剧烈难忍，疼痛发作无规律，神经外科诊断考虑"丘脑痛"，疼痛科诊断考虑"中枢神经痛"，给予普瑞巴林治疗，每日1次，每次1粒，但效果不佳。2023年春节后症状加重，患者自述疼痛难忍，"想拿刀捅自己"，之后求诊于心理医生，心理医生建议配合舍曲林片口服，每日1次，每次半粒，疗效不明显。患者正值高中一年级，疼痛极度影响情绪和学业，2023年2月27日来我处就诊。

查体：意识清醒，对答切题，但显疲惫精神弱，简易疼痛测试结果为7。舌质红，舌苔白，脉沉滑数（脉搏100次/分）。

西医诊断：放疗后神经损伤。

中医诊断：痹证。

此证为瘀血阻络经脉不通，治宜通经活络调血宁心。

【汤方】

羌活10g	独活10g	伸筋草10g	鸡血藤10g
当归10g	茯神10g	柏子仁10g	五味子10g
天麻10g	木瓜10g	青风藤10g	路路通10g
牛膝10g	苏木10g	秦艽10g	炒酸枣仁10g

【针方】

手足十二针，神庭、太阳、神门、太溪、太冲。

2023年3月1日二诊：患者针药治疗后，近两日未再出现疼痛，自述简易疼痛测试结果为0，疗效满意，之后电话追访疼痛未作。

🐚按语

本人十余年来一直进行肿瘤化疗后神经毒性临床研究和治疗，运用针药融合方法治疗，取得满意效果。对于放疗后患者的治疗，本例为首例，相对于化疗而言，放疗对病灶部位的治疗更直接、更精准，但由于病变发生在头颅，因此随之而来的损伤也更直接。本案治疗大法的确立，仍然遵循辨证与辨经相结合，且本着治神调神之目的，汤方中茯神、柏子仁、五味子、炒酸枣仁等宁心安神，住痛移痛，当归、羌活、独活、牛膝、苏木、伸筋草、鸡血藤等疏通气血，调畅经络，天麻、木瓜、青风藤、路路通、秦艽祛风止痛，专治疼痛游走之行痹。

针方中神庭、神门、三阴交宁心安神，除烦解郁，其他腧穴基本是五输穴、原穴、络穴，调和气血，调畅血脉之功尤著，原穴主脏腑之本，络穴联络表里两经，五输阴阳相合，针药并用，效如桴鼓。

本案例再一次说明：针灸的治疗范围是多学科、多领域的，针药融合是治疗顽疾的正确方向和利器，必将引领中医治疗学的不断发展和创新。

第七讲
推陈出新 特色诊疗

一、顽固性咳嗽中医特色诊疗方案

咳嗽是指肺失宣降，肺气上逆，发出咳声，或咳吐痰液的一种肺系病症。有声无痰称为咳，有痰无声称为嗽，有痰有声称为咳嗽。《素问病机气宜保命集》曰："咳谓无痰而有声，肺气伤而不清也；嗽是无声而有痰，脾湿动而为痰也。咳嗽谓有痰而有声，盖因伤于肺气动于脾湿，咳而为嗽也。"认为咳嗽为因外邪犯肺，或脏腑内伤，累及于肺所致。隋代巢元方《诸病源候论》分"十咳"。《素问·咳论》云："五脏六腑皆令人咳，非独肺也。"其基本病机为外感或内伤因素使肺失宣肃、肺气上逆发为咳嗽，病位在肺，与肝、脾、肾关系密切。

【诊断与鉴别】

（一）疾病诊断

（1）以咳嗽为主症。

（2）外感咳嗽起病急，病程短，伴表证；内伤咳嗽多为久病，病程较长，伴其他脏腑功能失调的症状。

（二）证候诊断

1.外感咳嗽

（1）风寒袭肺证：咳嗽有声，气急咽痒，咳痰稀薄，色白，鼻塞，流清涕，头痛，肢体酸楚，恶寒，发热，无汗。舌质淡，舌苔薄白，脉浮或浮紧。

（2）风热犯肺证：咳嗽频剧，气粗或咳声暗哑，喉燥咽痛，咳痰不爽，痰黏稠或稠黄。咳时汗出，鼻流黄涕，口渴，头痛，肢酸，恶风，身热。舌质红，舌苔薄黄，脉数或浮数。

（3）风燥伤肺证：干咳，连声作呛，无痰或有少量黏痰，不易咯出。喉痒，唇鼻干燥，咳甚胸痛，或痰中带有血丝，口干，咽干而痛，或鼻塞，头痛，微恶寒，身热。舌质红，舌苔薄白或薄黄，干而少津，脉浮数或小数。

2.内伤咳嗽

（1）痰湿蕴肺证：咳嗽痰多，咳声重浊，痰白黏腻或稠厚或稀薄，每于晨间咳痰尤甚，因痰而嗽，痰出则咳缓。胸闷，呕恶，纳差，腹胀，大便时溏。舌质淡红，舌苔白腻，脉濡滑。

（2）肝火犯肺证：气逆作咳阵作，咳时面红目赤，咳引胸痛，可随情绪波动增减。舌质红，舌黄少津，烦热咽干，脉弦数。

（3）肺阴亏耗证：干咳，咳声短促，痰少黏白，或痰中夹血，或声音逐渐嘶哑。午后潮热，颧红，手足心热，夜寐盗汗，口干咽燥，起病缓慢，日渐消瘦，神疲。舌质红，少苔，脉细数。

（4）肺脾气虚证：咳嗽日久，痰多质稀，色白，自汗，恶风，倦怠乏力，食少便溏。舌质淡，舌苔白，脉细弱。

（5）肺肾两虚证：咳嗽日久，气短息促，咳痰质黏，时有泡沫，腰酸腿软，不耐劳累，或五心烦热，颧红，口干，舌质红，少舌苔，脉细数。或畏寒肢冷，面色苍白，舌质淡，舌苔白，脉沉细。

（三）类病鉴别

1.咳嗽与喘证

共同点：病位都在肺，都可能以咳嗽为主要症状。

咳嗽——仅以咳嗽、咳痰为主要临床表现，不伴有喘憋。

喘证——可以兼有咳嗽症状，但是主要以呼吸困难，深则张口抬肩，鼻翼扇动，不能平卧为特征。

2.咳嗽与哮病

共同点：病位都在肺，临床表现都可能出现咳嗽。

咳嗽——仅以咳嗽、咳痰为主要临床表现，不伴有喉中哮鸣音。

哮病——哮指声响言，喉中哮鸣音，是一种反复发作的独立性疾病。

3.咳嗽与肺痨

共同点：病位都在肺，临床表现都可能出现咳嗽。

咳嗽——仅以咳嗽、咳痰为症状，一般不伴有咯血等症状。

肺痨——是一种独立的传染性疾病，有其发生发展及传变规律。可伴有咳嗽、咯血、低热、消瘦等症状。

4.咳嗽与肺痈

共同点：病位都在肺，临床表现都可能出现咳嗽。

咳嗽——仅以咳嗽、咳痰为症状，病程相对短，预后良好。

肺痈——多为肺部多种慢性疾病后期转归而成，也可急性出现，但传遍快，预后差。可出现干咳、咳吐痰涎等症状。

【中医特色疗法】

（一）辨证论治

1.外感咳嗽

（1）风寒袭肺证

治则：疏风散寒，宣肺止咳。

治法：毫针疗法、揿针疗法、口服中药。

①毫针疗法：主穴取少商、列缺、风门。鼻塞流涕加迎香。

②揿针疗法：适用于鼻塞流涕不止者。

主穴取迎香、大椎。

③口服中药：三拗汤加减。

（2）风热犯肺证

治则：疏风清热，宣肺化痰。

治法：毫针疗法、放血疗法、口服中药。

①毫针疗法：主穴取少商、列缺、风池。

②放血疗法：适用于咽痛明显或高热患者。

咽痛加少商放血；发热加大椎放血。

③口服中药：桑菊饮加减。夏令夹暑加六一散。

（3）风燥伤肺证

治则：疏风清肺，润燥止咳。

治法：毫针疗法、口服中药。

①毫针疗法：主穴取少商、列缺、风池。

②口服中药：桑杏汤、杏苏散。

2.内伤咳嗽

（1）痰湿蕴肺证

治则：健脾燥湿，化痰止咳。

治法：毫针疗法、揿针疗法、口服中药。

①毫针疗法：主穴取列缺、膻中、丰隆、足三里。

②揿针疗法：取穴基本同微通法。

③口服中药：二陈汤合三子养亲汤加减。

（2）肝火犯肺证

治则：清肺平肝，顺气降火。

治法：毫针疗法、口服中药。

①毫针疗法：主穴取合谷、太冲、膻中、三阴交。咯血加孔最。

②口服中药：泻白散合黛蛤散加减。

（3）肺阴亏耗证

治则：滋阴润肺，止咳化痰。

治法：毫针疗法、口服中药。

①毫针疗法：主穴取列缺、太渊、足三里、气海、膻中。

②口服中药：沙参麦冬汤加减。

（4）肺脾气虚证

治则：健脾益气，培土生金。

治法：毫针疗法、火针疗法、口服中药。

①毫针疗法：主穴取合谷、列缺、中脘、足三里、三阴交。

②火针疗法：取穴基本同微通法。

③口服中药：六君子汤加减。

（5）肺肾两虚证

治则：补肺益肾。

治法：毫针疗法、火针疗法、水针疗法、口服中药。

①毫针疗法：主穴取合谷、膻中、肺俞、气海、关元、足三里、太溪。

②火针疗法：取穴基本同微通法。

③水针疗法

药物：抗生素药物（常规皮试）、补益肺肾的中成药注射液等。

取穴：肺俞。

④口服中药：生脉地黄饮合金水六君煎。

（二）多种针法的灵活选用

1.火针疗法

将75%酒精棉球点燃，头面部采用细火针，躯干、四肢采用中粗火针，用速刺法，点刺不留针。背部及手足穴位刺2～3分深；四肢穴位3～5刺分深。然后用无菌干棉球按压针孔片刻，每周3

次，新病浅刺，久病深刺。火针点刺，不必拘泥于以上穴位，亦非一次尽取，每次循阳明经取4～6穴即可。

2.水针疗法（穴位注射）

取肺俞、膏肓常规消毒后，用5mL注射器吸取抗生素（需皮试，每周3次）作穴位注射，每穴注入0.5～1mL，注射后以无菌棉球按压针孔，并局部按柔，以助药物吸收。每天1次，15天为1个疗程，休息4～5天进行下1个疗程。

3.揿针治疗（揿钉式皮内针）

局部消毒后，手执揿钉式皮内针直压揿入所刺穴位。皮内针治疗咳嗽病的穴位选取根据辨证选取，不宜过多。可根据病情决定留针时间，按照说明书要求留针时间不宜过长，以1～2日为好。在留针期间，可每隔2小时用手垂直按压埋针处1分钟左右，以加强针感，提高疗效。

4.放血疗法

局部消毒。用一手捏起被刺部位皮肤以减少针刺时的疼痛；另一手持一次性采血器直刺或斜刺入皮肤0.5～1cm，多点刺入，注意手法要稳、准、快速，以尽量减轻患者疼痛。随即快速在针刺区域拔火罐，留罐3～5分钟，吸出血量3～5mL，适量多放有助于清泻肺热。一些不适合拔罐的部位，如耳尖、指尖等处，可用75%酒精棉球反复擦拭，延长凝血时间。放血后局部消毒、清洁。隔日1次，1~2周为1个疗程。

5.其他物理疗法

（1）拔罐疗法：

主穴：喘穴、肺俞穴。

配穴：风寒咳嗽配风门穴；风热咳嗽配大椎穴。

用闪火法拔罐，留罐5～8分钟，每日1次，3～5次为1个疗程。

（2）红外线照射：留针过程中以红外线治疗仪照射患部，红外线照射每周5次。

（3）中药泡洗：采用首都医科大学附属北京中医医院院内制剂骨科洗剂（由鸡血藤、海桐皮等活血化瘀药物组成）泡洗，外用促进患处局部血液循环，每周5次。

（4）穴位贴敷疗法：采用首都医科大学附属北京中医医院院内制剂"温阳化痰"穴位贴敷，可选取天突、肺俞、膻中等穴位，适应于寒痰阻肺的患者。

（5）灸法：以艾条或艾炷施灸，风寒咳嗽选用肺俞、风门等；痰湿咳嗽选用肺俞、足三里、丰隆等。若脾胃虚弱者，可配气海、关元；肝肾亏虚者，可配肾俞、肝俞；湿热浸淫者，可配阴陵泉、脾俞。每次20～30分钟，每日1次，10次为1个疗程。

（三）名老中医经验

1.金针王乐亭之"止咳平喘方"

组方：天突、中府、膻中、乳根、俞府。

功能：肃肺纳肾，宣通气机，降逆化痰，止嗽平喘。

2.金针王乐亭之"养阴清肺方"

组方：鱼际、太溪。

功能：滋润肺金，培补肾水，宣通气机，降逆止咳。

3.许公岩经验

许公岩认为外感咳嗽以风湿为最多，治疗常用苍术、麻黄等药祛风宣肺化湿，其所创方剂为苍麻丸。

二、痿病中医特色诊疗方案

痿病是由邪热伤津，或气阴不足而致经脉失养，以肢体软弱无力，经脉弛缓，甚则肌肉萎缩或以瘫痪为主要表现的肢体病症。《素问玄机原病式·五运主病》："痿，谓手足痿弱，无力以运行也。"临床上以下肢痿弱较为多见，故称"痿躄"。"痿"指肢体痿弱不用；"躄"指下肢软弱无力，不能步履。

【诊断与鉴别】

（一）疾病诊断

参考《实用中医内科学》（王永炎、严世芸主编，上海科学技术出版社2009年出版）。

1.发病特点

（1）具有感受外邪与内伤积损的病因。有外感温热疫邪或涉水淋雨，居处湿地或接触、误食毒物；有饮食不洁或房劳、产后体虚或情志失调；有禀赋不足，家族遗传或劳役太过或跌仆损伤。发病或缓或急。

（2）多以上肢或下肢，双侧或单侧出现筋脉弛缓，痿软无力甚至瘫痪日久，肌肉萎缩为主症。也可首先出现眼睑或舌肌等头面部位的肌肉萎缩。

（3）男女老幼均可罹患。温热邪气致痿，发病多在春夏季节。

2.临床表现

肢体痿弱无力，甚则不能持物或行走。肌肉萎缩，肢体瘦削，有时伴见肌肉瞤动、麻木、痒痛。可出现睑肌、面部肌肉瘫痪或舌肌痿软，严重者可导致吞咽、尿便障碍，呼吸困难，肌力下降，肌肉萎缩或假性肥大。必要时肌电图和心肌酶检查可辅助诊断。

（二）证候诊断

参考《中华人民共和国中医药行业标准——中医病症诊断疗效标准》（ZY/T001.1–94）及证候流调结果制定。

1.脾胃虚弱证

肢体痿软无力，时好时差，甚则肌肉萎缩。神倦，气短自汗，食少便溏，面色少华。舌淡，舌苔白，脉细缓。

2.肝肾亏虚证

病久肢体痿软不用，肌肉萎缩，形瘦骨立，腰膝酸软，头晕耳鸣，或二便失禁。舌红绛，少舌苔，脉细数。

3.湿热浸淫证

病起发热，热退后或热未退即出现肢体软弱无力，身体困重，进展迅速，心烦口渴，便干，尿短黄。舌质深红，舌苔薄黄，脉细数。

4.瘀阻脉络证

四肢痿软，手足麻木不仁，四肢青筋显露，抽掣作痛。舌质青紫，脉涩不利。

（三）类病鉴别

1.痿病与痹证

共同点：肢体活动障碍。

痿病——以肢体痿软无力为突出，无肢体关节疼痛，肌肉萎弱明显。

痹证——以肢体关节疼痛为突出，肌肉萎弱不明显。

2.痿病与中风

共同点：肢体软弱无力。

痿病——起病缓慢，起病时无猝然昏倒，不省人事，口舌㖞斜，言语不利，以双下肢或四肢为多见。

中风——起病急，常表现为猝然昏倒，不省人事，口舌㖞斜，言语不利，肢体无力、麻木多为单侧。

【中医特色疗法】

（一）针刺治疗

根据《黄帝内经》"治痿独取阳明"的治疗原则，取阳明经穴为主。

1.主穴

（1）针对肢体症状

上肢无力：肩髃、曲池、阳溪、合谷。

下肢无力：髀关、梁丘、足三里、解溪。

腕下垂：外关、阳池、阳溪、腕骨。

足下垂：解溪、昆仑、申脉、照海、足三里。

指趾活动不利：八风、八邪、合谷。

（2）针对头面部症状：阳白、攒竹、丝竹空、鱼腰、太阳、四白。

2.配穴

（1）脾胃虚弱：金针王乐亭之"老十针"。取穴：上脘、中脘、下脘、内关、天枢、气海、足三里。

（2）肝肾亏虚：肝俞、肾俞、绝骨、阳陵泉。

（3）湿热浸淫：脾俞、阴陵泉。

（4）瘀阻脉络：金针王乐亭之"手足十二针"。取穴：曲池、合谷、内关、阳陵泉、足三里、三阴交。

（5）截瘫患者：金针王乐亭之"督脉十三针"。取穴：百会、风府、大椎、陶道、身柱、神道、至阳、筋缩、脊中、悬枢、命门、腰阳关、长强。

（二）多种针法的灵活选用

贺普仁教授在丰富的临床经验基础上，结合中医基础理论，总结出了完整而崭新的理论体系，提出"病多气滞，法用三通"的中医针灸病机学说，完善了针灸治疗体系——"贺氏针灸三通法"，为现代针灸学的发展起到了积极促进作用。笔者继承贺老学术思想，擅长毫针、火针、水针、揿针四法联用，有机结合，或四法结合应用，或独取一法、二法，随证选取，得心应手，对一些疑难杂症、陈疾旧痼，主张毫针、火针、水针、揿针相配合，力求改变以前单针治病的思路，使针灸临床的适应病种的数量及疗效有了大幅度的提高。

1. 火针疗法

将75%酒精棉球点燃，头面部采用细火针，躯干、四肢采用中粗火针，用速刺法，点刺不留针。背部及手足穴位刺2~3分深；四肢穴位3~5刺分深。然后用无菌干棉球按压针孔片刻，每周3次。新病浅刺，久病深刺。火针点刺，不必拘泥于以上穴位，亦非一次尽取，每次循阳明经取4~6穴即可。

2. 水针疗法（穴位注射）

水针治疗痿病主要是根据患者肌肉萎缩的部位选取，宜少而精。操作方法：取肌肉萎缩明显局部2~3个穴常规消毒后，用5mL注射器吸取注射用腺苷钴胺1.5mg（或者甲钴胺注射液0.5mg，每周3次）作穴位注射，每穴注入0.5~1mL，注射后以无菌棉球按压针孔，并局部按柔，以助药物吸收。每天1次，10次为1个疗程。

3. 体针治疗

除毫针平补平泻外，手法可采用透刺法。

（1）肢体症状：可参考金针王乐亭之"十二透穴方"。

取穴：①肩髃透臂臑；②腋缝透胛缝；③曲池透少海；④外关透内关；⑤合谷透劳宫；⑥阳池透大陵；⑦环跳透风市；⑧阳关透曲泉；⑨阳陵泉透阴陵泉；⑩绝骨透三阴交；⑪丘墟透申脉；⑫太冲透涌泉。

（2）头面部症状：可参考金针王乐亭中风十三治之"牵正透刺方"。

取穴：阳白透鱼腰、攒竹透丝竹空、四白透承浆、风池透风府、太阳透颧髎、禾髎透巨髎、地仓透颊车、曲池、合谷。

4.揿针治疗（揿钉式皮内针）

局部消毒后，手执揿钉式皮内针直压揿入所刺穴位。皮内针治疗痿病的穴位选取根据所患部位选取，不宜过多，可根据病情决定留针时间，一般留针时间不宜过长，以1～2日为好，以防感染。在留针期间，可每隔2小时用手按压埋针处1分钟左右，以加强针感，提高疗效。

5.其他物理疗法

（1）红外线照射：留针过程中以红外线治疗仪照射患部，红外线照射每周5次。

（2）中药泡洗或湿敷疗法：中药泡洗或湿敷药物采用首都医科大学附属北京中医医院院内制剂骨科洗剂（由鸡血藤、海桐皮等活血化瘀药物组成），外用促进患处局部血液循环，每周5次。

三、蛇串疮中医特色诊疗方案

蛇串疮是由水痘-带状疱疹病毒引起的，表现为以沿单侧周围神经分布的红斑、水疱，以及显著的神经痛为特征的急性感染性皮肤病，好发于冬春季节，老年人常见，易遗留顽固的后遗神经痛，相当于西医学的"带状疱疹"。

本病古籍中论述较多，如《医宗金鉴·外科心法要诀·缠腰火丹》记载："此证俗名蛇串疮，有干、湿不同，红、黄之异，皆如累累珠形。"除此之外尚有"火带疮""蛇丹"和"蜘蛛疮"等病名。

【诊断与鉴别】

（一）疾病诊断

参照国家中医药管理局发布的《中华人民共和国中医药行业标

准——中医皮肤科病症诊断疗效标准》（ZY/T001.8-94）。

（1）皮损多为绿豆大小的水疱，簇集成群，疱壁较紧张，基底色红，常单侧分布，排列成带状。严重者，皮损可表现为出血性，或可见坏疽性损害。皮损发于头面部者，病情往往较重。

（2）皮疹出现前，常先有皮肤刺痛或灼热感，可伴有周身轻度不适、发热。

（3）自觉疼痛明显，可有难以忍受的剧痛或皮疹消退后遗疼痛。

（二）证候诊断

1.肝胆火盛证

皮损鲜红，疱壁紧张，灼热刺痛，口苦咽干，烦躁易怒，大便干或小便黄。舌质红，舌苔薄黄或黄厚，脉弦滑数。

2.脾虚湿蕴证

皮损颜色较淡，疱壁松弛，口不渴，食少腹胀，大便时溏。舌质淡，舌苔白或白腻，脉沉缓或滑。

3.气滞血瘀证

常见于本病的恢复期及后遗神经痛期，皮疹消退后局部疼痛不止，倦怠乏力，大便秘结。舌质暗，舌苔白，脉弦细。

（三）类病鉴别

本病前驱期应与肋间神经痛、胸膜炎、阑尾炎、坐骨神经痛、尿路结石、胆囊炎等鉴别；发疹后应与热疮（单纯疱疹）、漆疮（接触性皮炎）相鉴别。

1.蛇串疮与热疮

共同点：有红斑、水疱等皮损表现。

蛇串疮——发于身体一侧，带状分布，跳痛，皮疹2～3周消退，易遗留后遗神经痛，很少复发。

热疮——发于皮肤黏膜交界处，簇集水疱，灼痛，皮疹1周左右消退，无后遗痛，同一部位易复发。

2.蛇串疮与漆疮

共同点：有红斑、水疱等皮损表现。

蛇串疮——无接触史，好发于身体一侧，带状分布，自觉疼痛，易遗留后遗神经痛。

漆疮——发病前有明确漆类接触史，皮损发生在接触部位，与神经分布无关，自觉局部灼热瘙痒。

【中医特色疗法】

（一）分期、辨证论治

1.急性期（肝胆火盛证）

治则：清火燥湿，解毒止痛。

治法：毫针疗法、放血疗法、口服中药

①毫针疗法：主穴取局部围刺，期门、曲泉、足窍阴、中渚、支沟、阳陵泉、太冲、绝骨、丘墟、侠溪等。

②放血疗法：适用于蛇串疮初起，一般是2周以内。

主穴：皮损周围正常皮肤或疼痛明显的部位.

③口服中药：龙胆泻肝汤合银翘散等加减。

2.恢复期

治则：健脾祛湿，通络止痛。

治法：火针疗法、毫针疗法。

（1）火针疗法：火针点刺皮损周围，面部宜浅用细针，其他部位酌情选用适宜规格针具。

（2）毫针疗法：主穴取局部围刺，夹脊穴、绝骨、丘墟、侠溪、神门、三阴交、神庭、足三里、合谷、曲池、血海。

3.后遗神经痛期

治则：疏肝解郁，活血化瘀。

治法：毫针疗法、火针疗法、水针疗法。

（1）毫针疗法：主穴取皮损周围围刺，绝骨、丘墟、侠溪、神门、三阴交、神庭、膈俞、肾俞、期门、血海等。

（2）火针疗法：取穴除针刺痛点外，其他基本同微通法。

（3）水针疗法

药物：营养神经药物，如维生素B_1、维生素B_{12}等注射液。

取穴：皮损局部或疼痛部位周围。

（二）多种针法的灵活选用

1.毫针疗法

根据皮疹部位选择配穴。

头部：风池、太阳、四白、颊车、对侧合谷。

眼部：神庭、攒竹、太阳、四白、臂臑、对侧合谷。

胸胁：阴陵泉、合谷。

腰腹：足三里。

操作方法：根据病症和皮损所在部位配用不同穴位，均用泻法，局部病灶采用围刺法，用1～1.5寸毫针，离疱疹边缘0.5cm，直刺或斜刺，每针相距1～2寸，留针25分钟。每日1次或隔日1次。

2.放血疗法

根据带状疱疹部位选择配穴，如眼周取攒竹；头面部取耳尖；手部取指尖等。

操作方法：局部消毒。用一手捏起被刺部位皮肤以减少针刺时的疼痛；另一手持一次性采血器直刺或斜刺入皮肤0.5～1cm，多点刺入，注意手法要稳、准、快速，以尽量减轻患者疼痛。随即快速在针刺区域拔火罐，留罐3～5分钟，吸出血量3～5mL，适量多放有助于皮疹的减轻及疼痛的缓解。一些不适合拔罐的部位，如耳尖、指尖等处，可用75%酒精棉球反复擦拭，延长凝血时间。放血后局部消毒、清洁。每日1次或隔日1次，1~2周为1个疗程。

3.火针疗法

取穴基本同毫针疗法。

操作方法：患者暴露患处及相关穴位，以75%酒精棉球局部消毒，以75%酒精烧针，以细火针烧至瓷白色，迅速点刺疼痛部位及相关腧穴，治疗后以干棉球擦拭针刺处。

4.水针疗法

选用5mL注射器抽取药液（甲钴胺、腺苷钴胺等注射液）。穴位局部消毒后，右手持注射器对准注射部位，快速刺入皮下，然后将针缓慢推进，达一定深度后产生得气感应，如无回血，便可将药液注入，每穴注入0.5~1mL，注射后以无菌棉球按压针孔，并局部按柔，以助药物吸收。每天1次，15天为1个疗程，休息4~5天进行下1个疗程。

5.其他疗法

口服抗病毒、营养神经、止痛药物；抽吸疱液、局部激光照射。

（三）其他中医特色疗法

1.疱病清创及邮票贴敷法

适用于蛇串疮初期，水疱、大疱明显者。

操作：事先将纱布剪成邮票大小，消毒备用。清创时先用注射器抽吸疱液，再将疱壁剪开清除，脓疱给予清创处理，将消毒好的单层纱布蘸取药液或生理盐水后，直接贴敷于渗出裸露的创面，每日1次。

2.赵炳南拔膏疗法

适用于蛇串疮后期，皮损消退，疼痛明显。

操作：选择疼痛部位。将拔膏棍在酒精灯上加热后滩涂在胶布上，面积大小视疼痛部位面积而定。趁热将膏药贴于疼痛部位，注意温度不宜太高，以免烫伤。局部胶布固定，每周换药1次。

（四）名老中医经验

1.国医大师贺普仁"贺氏三通法"

蛇串疮的治疗，充分体现了"贺氏三通法"，即"微通""强通""温通"三法的功效，也是笔者治疗蛇串疮基本治疗方法。

2.金针王乐亭"龙眼""龙头""龙尾"放血法

（1）"龙眼"放血："龙眼"穴位于小指近端指关节尺侧面上，握拳取之。局部常规消毒后，用三棱针点刺，然后进行挤压，即有黄色黏液或恶血溢出，挤出1~2滴即可。

（2）"龙头""龙尾"点刺放血：疱疹首先出现处为"龙尾"，疱疹延伸方向之端称为"龙头"。其放血部位应在"龙头"之前，"龙尾"之后。经常规消毒后，以三棱针点刺出血，在针刺部位拔火罐，以求恶血尽祛。起罐后，用酒精棉球擦净该处，不必包扎。

3.国医名师周德安"四神方"

针灸止痛一定要注重养心宁神，所谓"诸痛痒疮，皆属于心"，可宗周德安教授"治神"经验，选"四神方"加减。

组成：百会、神庭、本神、四神聪、神门。

功用：益气升阳，清热泻火，安神定志。

（五）调摄

饮食要注意忌甜、咸、辣。注意休息，不能过劳。忌急躁生气。

四、癃闭中医特色诊疗方案

癃闭是指排尿困难，点滴而下，甚则小便闭塞不通的一种疾患。"癃"是指小便不利，点滴而下，病势较缓；"闭"是指小便不通，欲溲不下，病势较急。癃闭病名首见于《黄帝内经》,《素问·宣明五气》曰："膀胱不利为癃，不约为遗溺。"《素问·本输》："三焦……实则闭癃，虚则遗溺。"

癃闭可见于西医学的膀胱、尿道器质性和功能性病变及前列腺疾患等所引起的排尿困难和尿潴留。

【诊断与鉴别】

（一）疾病诊断

参照《中医内科常见病诊疗指南》《中医内科临床诊疗指南·癃闭》：根据主要症状表现为排尿困难，小便量少，点滴而出，甚则小便闭塞不通的病症，即可诊断为癃闭。

（二）证候诊断

1.实证

主症：发病急，小便闭塞不通，努责无效，小腹胀急而痛，烦躁口渴，舌质红，舌苔黄腻。

兼见口渴不欲饮，或大便不畅，舌红，舌苔黄腻，脉数者，为湿热内蕴；呼吸急促，咽干咳嗽，舌红，舌苔黄脉数者，为肺热壅盛；多烦善怒，胁腹胀满，舌红，舌苔黄，脉弦者，为肝郁气滞；有外伤或损伤病史，小腹满痛，舌紫暗或有瘀点脉涩者，为外伤血瘀。

2.虚证

主症：发病缓，小便滴沥不爽，排出无力，甚则点滴不通，精神疲惫，舌质淡，脉沉细而弱。

兼见气短纳差，大便不坚，小腹坠胀，舌淡，舌苔白，脉细弱者，为脾虚气弱；若面色㿠白，神气怯弱，腰膝酸软，畏寒乏力，舌淡，舌苔白，脉沉细无力者，为肾阳虚。

（三）类病鉴别

1.癃闭与淋证

淋证以小便频数短涩、滴沥刺痛、欲出未尽为特征。淋证尿频且疼痛，一日排出小便总量多正常；癃闭则无排尿刺痛，一日小便总量少于正常，甚至无尿排出。

2.癃闭与关格

关格是指小便不通与呕吐并见的病症；癃闭单纯指小便闭塞不通，没有呕吐及大便不通。

【中医特色疗法】

（一）基本针灸治疗

1.实证

治法：清热利湿，行气活血。以足太阳、足太阴经穴及相应俞募穴为主。

主穴：秩边、阴陵泉、三阴交、中极、膀胱俞。

配穴：湿热内蕴者，加委阳；邪热壅肺者，加尺泽；肝郁气滞者，加太冲、大敦；瘀血阻滞者，加曲骨、次髎、血海。

操作：毫针泻法。秩边用芒针深刺2.5~3寸，以针感向会阴部放射为度。针刺中极等下腹部穴位之前，应首先叩诊，检查膀胱的膨胀程度，以便决定针刺的方向、角度和深浅，不能直刺者，则向下斜刺或透刺，使针感能到达会阴并引起小腹收缩、抽动为佳。每日1~3次。

2.虚证

治法：温补脾肾，益气启闭。以足太阳经、任脉穴及相应背俞穴为主。

主穴：秩边、关元、脾俞、三焦俞、肾俞。

配穴：中气不足者，加气海、足三里；肾气亏虚者，加太溪、复溜；无尿意或无力排尿者，加气海、曲骨。

操作：秩边用泻法，操作同上；其余主穴用毫针补法，亦可用温针灸，每日1~2次。配穴用补法。

（二）特色针灸治疗

1.火针疗法

配穴基本同毫针疗法。

操作方法：患者暴露患处及相关穴位，以75%酒精棉球局部消毒，以75%酒精烧针，以细火针烧至白色，迅速点刺相关腧穴，治疗后以干棉球擦拭针刺处。隔日1次。

2.选用蠡沟穴

采用3寸毫针向近端方向平刺，隔日1次。

（三）其他针灸治疗

1.耳针法

选肾、膀胱、肺、肝、脾、三焦、交感、神门、皮质下、腰骶椎。每次选3~5个穴，毫针用中强刺激，或用揿针埋藏或用王不留行籽贴压。

2.穴位敷贴法

选神阙穴。用葱白、冰片、田螺或鲜青蒿、甘草、甘遂各适量，混合捣烂后敷于脐部，外用纱布固定，加热敷。

（四）名老中医经验

金针王乐亭针刺龙门穴

王乐亭先生治疗本病常针刺龙门穴，该穴为经外奇穴，在任脉线耻骨下缘至前阴上际之间，功能为调理气机。可先点刺秩边，使之针感达到前阴部然后起针，以助膀胱气化，通利小便。

（五）注意事项

（1）针灸治疗癃闭有一定的效果，可以避免导尿的痛苦和泌尿道感染，尤其是对于功能性尿潴留，疗效更好。

（2）膀胱过度充盈时，下腹部穴位应斜刺或平刺。如属机械性梗阻或神经损伤引起者，须明确发病原因，采取相应措施。

（六）调摄

注意休息，锻炼身体，增强抵抗力。保持心情舒畅，切忌忧思恼怒。消除各种导致湿热内生的有关因素，如憋尿、过食肥甘、纵欲过劳等。积极治疗淋证、尿浊、尿血、水肿等疾病。尿潴留严重，用保守治疗无效时，可予导尿，以缓解症状。

五、功能性消化不良中医特色诊疗方案

功能性消化不良是指具有餐后饱胀不适、早饱感、上腹痛、上腹烧灼感中的一项或者多项的症状，而不能用器质性、系统性疾病来解释产生症状原因的疾病等。中医学属于"胃脘痛""痞满"等范畴。

【诊断与鉴别】

（一）疾病诊断

参考《实用中医内科学》（王永炎、严世芸主编，上海科学技术出版社2009年出版）。

1.发病特点

感受外邪，内伤饮食，情志失调等导致肝、脾、胃功能失调，中焦气机不利，脾胃升降失职，而发痞满。

2.临床表现

是指以自觉心下痞塞，胸膈胀满，触之无形，按之柔软，压之不痛为主要症状的病症。

（二）证候诊断

参考《功能性消化不良中医诊疗专家共识意见（2017）》制定。

1.寒邪客胃

胃痛暴作，恶寒喜暖，泛吐清水，口不渴，喜热饮，嗳气，疲乏，便溏。舌淡，舌苔薄白，脉弦紧。

2.饮食积滞

胃脘部胀满疼痛，嗳腐吞酸，嘈杂不舒，呕吐或矢气后可缓解，大便不爽。舌红，舌苔厚腻，脉滑。

3.肝胃不和

胃脘胀满或疼痛，两胁胀满，每因情志不畅而发作或加重，心烦易怒，嗳气频作，善叹息。舌淡红，舌苔薄白，脉弦。

4.瘀血阻滞

胃脘刺痛，拒按，夜间加重。舌质暗，舌苔白，脉细涩。

5.脾胃虚弱

胃脘隐痛或痞满，泛吐清水，食少或纳呆，纳差疲乏，手足不温，便溏。舌淡，舌苔白，脉细弱或迟缓。

（三）类病鉴别

1.痞满与胃痛

共同点：病位在胃脘部，且常相兼出现。

胃痛——以疼痛为主，痛势多急，压之可痛。

胃痞——以满闷不适为主，起病较缓，无压痛感。

2.痞满与鼓胀

共同点：均为自觉腹部胀满。

鼓胀——腹部胀大如鼓，皮色苍黄，脉络暴露在大腹，按之腹皮绷急。

胃痞——自觉满闷不适，外无胀形为特征，在胃脘按之柔软。

3.痞满与胸痹

共同点：均可有脘腹不适。

胸痹——胸中痞塞不通，而致胸膺疼痛，以胸闷、胸痛、短气为主症。

痞满——脘腹满闷不适为主症，多兼饮食纳运无力，偶有胸膈不适但无疼痛。

4.痞满与结胸

共同点：病位均在脘部。

结胸——以心下至小腹硬满而痛，拒按为特征。

痞满——在心下胃脘，以满而不痛，手可按压，触之无形为特征。

【中医特色疗法】

（一）毫针疗法

1.主穴

笔者师承贺老，认为胃痞、胃脘痛病机变化不外两点：第一，胃脘痛为经脉气血郁滞，运行不畅所致；第二，病位在上腹胃脘部，部位明确。经络循行考虑与肝经密切相关，治疗胃脘痛、胃痞病通其经脉，调其气血为主要思想，体现了"以通为顺"的学术思想。

主穴：中脘、内关、足三里。

方义：中脘为胃之募穴，腑之所会，可以健运中州，调理气机；内关为心包经之络穴，络于手少阳三焦经，少阳为气机之枢纽，气机通利，可助胃气下降，脾气上升，而达到调理脾胃气机，通经活络，和胃止痛之功；足三里乃足阳明胃经合穴，"合治内腑"，可疏调胃气，导滞止痛。

2.辨证配穴

（1）寒邪客胃

治则：温中补虚，和胃止痛。

中药：良附丸加减。

针刺取穴：

①主穴：中脘、内关、足三里。

②配穴：关元。

配合火针，取穴同前，艾灸中脘。

（2）饮食积滞

治则：消食化滞，调气和胃。

中药：保和丸加减。

针刺取穴：

①主穴：中脘、内关、足三里。

②配穴：建里、气海、梁门。

（3）肝胃不和

治则：疏肝理气，和胃止痛。

中药：柴胡疏肝散加减。

针刺取穴：

①主穴：中脘、内关、足三里。

②配穴：太冲、阳陵泉。

（4）瘀血阻滞

治则：活血通络，理气止痛。

中药：血府逐瘀汤加减。

针刺取穴：

①主穴：中脘、内关、足三里。

②配穴：膈俞、肝俞、脾俞。

（5）脾胃虚弱

治则：健脾理气，和胃止痛。

中药：建中汤加减。

针刺取穴：

①主穴：中脘、内关、足三里。

②配穴：气海、关元、内庭。

配合火针，取穴同前，艾灸中脘。

3.操作手法

腹部穴位直刺1寸左右，足三里直刺1~1.5寸，内关直刺0.5寸。寒邪犯胃和脾胃虚寒者可加灸中脘。

（二）火针疗法

火针是用耐受高温并对人体无伤害的金属为材料，供烧红使用的针具。火针刺法是将烧红火针针体，按一定刺法迅速刺入人体选定部位的针刺方法。

（1）操作方法：患者暴露患处及相关穴位，以75%酒精棉球局部消毒，以75%酒精烧针，以细火针烧至瓷白色，迅速点刺疼痛部位及相关腧穴，治疗后以干棉球擦拭针刺处。

（2）疗程：每周1~3次。

（3）作用：祛寒除湿，通经止痛。

（4）适应证：气滞血瘀证，配穴同前。

（三）三棱针疗法

三棱针古称"锋针"，是一种常见的放血工具，用来刺破人体的一定部位或穴位，放出少量血液，达到治疗疾病的目的，古人称之为"刺血络"或"刺络"，今人称之为"放血疗法"。

（1）操作方法：采用挑刺法。局部消毒。挑起皮肤使之固定，将针身倾斜挑破皮肤，使之出少量血或少量黏液。放血后局部消毒、清洁。

（2）疗程：每日1次，或隔日1次，1~2周。

（3）作用：通经活络，理气止痛。

（4）适应证：气滞血瘀证，配穴同前。

（四）调摄

清淡饮食，忌食辛辣刺激食物。如针刺不缓解应详查病因，警惕消化道出血、穿孔等病症。

（五）名老中医经验

1.金针王乐亭之"老十针"

上中下脘（三脘）、内关（双）、天枢（双）、气海、足三里（双）。其中中脘、气海、足三里为主穴。适用于脾胃虚弱的患者，可以起到调中健脾、理气和血、升清降浊，调理胃肠的作用。

2.国医大师贺普仁治疗胃脘痛的经验穴

主穴：中脘、梁门。

随证加减：寒邪犯胃，加足三里；饮食积滞，加天枢、上脘、下脘；肝气犯胃，加左内关、右足三里；脾胃虚寒，加足三里、关元；胃阴不足，加内关、足三里。

操作：前3型属实证用泻法，后2型为虚证用补法。

附　针法相关注意事项

本章节特色诊疗常规的针法操作均需遵循如下事项。

1.火针疗法

针刺时注意避开内脏、五官、血管及肌肉薄弱的部位，以免发生意外。火针疗法在操作时还应注意3个要点，即"红""准""快"。

2.水针

一般疾病用中等速度推入药液；慢性病、体弱者注入速度宜缓；如果注射药物较多时，可将注射针由深到浅，边退针边推药，或更换几个方向注射药液。

3.揿针

关节附近不可埋针，因活动时会疼痛；胸腹部因呼吸时会活动，亦不宜埋针。埋针后，如患者感觉疼痛或妨碍肢体活动时，应将针取出，改选穴位重埋；埋针期间，针处不可着水，避免感染；高温天气出汗较多，埋针时间勿过长，以防感染。

4.三棱针

注意无菌操作，防止感染。操作时手法宜轻、宜稳、宜快，对体弱、贫血、低血压者，妇女怀孕和产后等，均要慎重使用。三棱针刺激较强，治疗过程中须注意体位要舒适，谨防晕针。

参考文献

1.王乐亭，金针王乐亭［M］.北京：北京出版社，1984.

2.贺普仁，贺普仁针灸传心录［M］.北京：人民卫生出版社，2013.

3.程海英，程海英《针灸学》精品课程教案［M］.北京：中医古籍出版社，2013.

4.贺普仁，针灸治痛［M］.北京：人民卫生出版社，2014.

5.贺普仁，贺普仁针灸三通法［M］.北京：科学出版社，2014.

6.贺普仁，针灸三通法临床应用［M］.北京：人民卫生出版社，2014.

7.程海英，国医传承与感悟［M］.北京：中国医药科技出版社，2017.

第八讲
沉疴顽疾　开拓创新

　　几千年中医的发展史最鲜明的特点就是师承教育，自古以来中医教育都是以口传心授为代表特征，培养和造就了大批流传千古的贤达名医，为中华民族乃至人类的健康繁衍作出了令人瞩目的贡献。虽然在近代中医学发展严重受阻，但她以其强烈的生命力坚持到了中华人民共和国成立，迎来了发展的曙光。就我的经历而言，进入医学院校后，有幸聆听了中华人民共和国成立初期大师们的授课，又在见习、实习中得到他们的教诲和培养，特别是1987年开始有幸跟随恩师贺普仁临诊，1997年正式成为贺老的继承人，几十年来看到、学到了太多书本上没有的知识和案例，开阔了眼界，拓宽了格局，增长了见识，为日后的临诊夯实了基础。回想40年的行医历程，我深切体会到：院校教育与师承教育的融合是培养和造就名医的必经之路，单纯的院校教育很难培养出造诣高深、社会急求、患者满意的优秀中医大师。我自2015年开始承担了北京市、全国老中医药专家学术经验继承工作指导老师以来，将这份工作当作是一个事业对待，在带教过程中，针对不同患者的情况随机进行讲述，教给学术继承人如何进行中医诊疗，如何将西医学的知识为我所用，在具体操作中如何灵活地选择不同针具针法，特别强调中医的整体观。接诊每一个病患，不仅关注其主诉，更关注其全身情况，将西医学关注的"点"拓宽到"面"，尽量扭转目前过度分科诊疗的局面，以期实现治病求本的理念。

进入21世纪后，全球的疾病谱发生了不小的变化，疑难、怪异的病症时有显现。中医学在这个大环境下如何坚守本源，找到切入点，这是中医人应该思考的问题。近20年来，我将医疗的重点放在了对疑难顽疾的干预上。那么如何界定疑难顽疾呢？我认为应该是西医学诊断较为明确但病因不清、治疗方案不完善、严重影响患者生存质量、威胁患者生命的一类疾病。在诸多病种中，我重点关注和诊疗四大类疾病：①开颅术后造成的神经损伤；②各种原因引起的以肌肉萎缩、运动感觉障碍为主要症状的疾病；③肿瘤放化疗后的神经毒性反应；④肺系疾病。此外，我对于针具针法的合理选择和应用也极为重视。在这些疾病的治疗过程中，将我的诊疗思路和理念及对疾病的理解、感悟分享给学员，使他们不单单完成跟师的任务，更能切实在诸多方面产生较大的飞跃和提升，这是我作为指导老师的责任和使命。

一、开颅术后神经损伤

这个话题还要从一个病例谈起：一位脑出血的患者在外院进行开颅手术，术后出现了动眼神经和眼外肌麻痹，当时给予了营养神经的药物治疗，同时经历了数十次的高压氧治疗，均无效。2个月后经熟人介绍到我这里就诊，希望寻求针灸治疗。初次接诊时发现，患者左侧眼皮抬不起来，完全遮盖了眼睛，经过进一步检查发现眼球的活动也受限，手术医生说只能等待时间靠自身慢慢恢复。实事求是地说，在此前我没有诊治过此类疾病，但是听着患者的叙述，看着患者和家属期待的眼神，我决定接手这个病例进行尝试。

从中医角度讲，既然眼部活动受限，我姑且按照痿病的理念进行治疗，又由于有明确的开颅造成神经损伤经历，据此我制定了治疗方案，在一般毫针治疗的基础上加用火针和穴位注射（水针）。

火针的作用是鼓舞阳气，激发经气，改善局部气血。患者术后2个多月正气耗损，遵循《黄帝内经》"气主煦之"的理论，火针在此既能益气补气又有温煦通脉之用，属于治本之法。水针选用的药物正是目前西医院常用的注射用腺苷钴胺注射液，该药的作用机制和适应证很明确，主要用以营养神经，西医给药途径主要以肌内和静脉为主，适当配合口服，而我采用的是穴位注射，选取的穴位基本在眼周围，利用腧穴的特点结合西药的作用联合应用，每次选取3～5个穴位，主要有阳白、四白、丝竹空、攒竹、太阳、下关等，每个穴位注射0.3～0.5mL。毫针是基础治疗，选择的腧穴可以覆盖头面、上下肢体。经过了2个多月的治疗，最终患者的上眼皮活动恢复，外表上基本看不出来有任何异样。

这个病例的成功经验给了我很大的启发，正所谓举一反三，既然动眼神经损伤可以治疗，那么其他神经损伤也是同样的道理。接下来我分别接诊了听神经瘤术后、颅脑占位术后、脑血管病术后以及外伤引起颅骨骨折术后等造成的颅神经损伤的一系列病症，治疗原则不变，均运用上法治疗，关键是多种针法、针药融合的应用，均取得满意疗效。通过十余年的临证治疗，如今不少患者是神经外科手术医生推荐过来建议接受针灸治疗的，可见社会效益逐渐彰显。

还有一个病例让我印象深刻：一位甲状腺癌术后的年轻女性患者，就诊时切口虽然已经拆线，但局部仍有渗出，患者自述距手术的时间不长。主要表现是眼外肌活动障碍为主伴口角活动不利，经过深入问诊了解到，由于患者颅神经有粘连，进行剥离时碰及了周围神经，出现了上述症状，对待这个患者我同样采用了火针、水针、毫针的整体治疗，由于治疗及时，患者很快就临床痊愈，功能完全恢复正常了。

随着21世纪以来疾病谱的变化和诊疗仪器的应用普及，无论是针对脑血管疾病，还是颅内占位、颅脑损伤等病，开颅手术已经成为最常用的治疗方法，特别是在危急时刻更是分秒必争、刻不容缓，这无疑给相当多的患者提供了最佳也是最及时的救治，但与此同时带来的问题也明确地摆在面前。在局限的部位为了切除病灶不可避免地要碰到周围神经、血管，按照中医理论这些属于外伤血瘀的范畴，此时西医学的干预除了营养神经、功能恢复以外别无他法。而此时恰恰是中医针刺介入的最佳时机，既然是血瘀导致经络气血受损，那么作为最具疏通作用的各种针法无疑是最适合的治疗手段和方法。仅就目前临床经验而言，重用火针、引入水针、把握毫针的多种针法联合应用顺理成章地成为本类病症的最佳方案。火针、水针等的应用对我而言是医疗水平提升的过程，也是亲身经历和感受中西医结合的过程。同样的西药，之前用了毫无效果，变换一种给药途径，通过经络腧穴的作用使其药效增强，让现代的西药为我所用，这才是今后中西医结合的方向和研究的重点。

二、运动神经元类疾病

本病的表现形式是多样化的，绝大多数病因不明，个别情况会有一些诱因，但并无规律可循，疾病的进程各有差异。大多患者就诊时已经进行过西医治疗，其中球蛋白、激素、神经药物应用较为普遍，但疗效不太满意。很多患者是多种疾病缠身，除了肌电图提示异常以外还同时伴有脑血管病、神经系统变性疾病，因此病情较为复杂，治疗的难度可想而知。仅就单纯的神经元疾病而言，考虑到以肢体功能障碍为主，因此中医命名考虑"痿病""痿病"较为贴切。在针灸治疗全部病种中，"痿病"是比较难治的，本病是指肢体痿弱无力，肌肉萎缩，甚至运动功能丧失而成瘫痪之类的病症。《素问玄机原病式·五运主病》："痿，谓手足痿弱，无力以运行也。"临床上四肢同时出现症状不在少数，而以下肢痿弱较为多见，故也称"痿躄"，"痿"是指肢体痿弱不用；"躄"是下肢软弱无力，不能步履之意。本病包括了西医学的多发性神经炎、运动神经元病、小儿麻痹后遗症、重症肌无力、肌病等等。西医学认为此类疾病的发病原因还不十分清楚，因此预防无从谈起。对患者来说，如果病情进展比较缓慢，大多数不易被及时发现，等到患者有症状的时候首先想到的一定是到西医院就诊，经过医院的检查、确诊、治疗等步骤后，如果疗效不佳或者病情继续发展，才经多方打探来到我这里就诊，此时距离发病时间基本在半年、一年甚至更长时间了。对待这些患者，我仍然沿袭综合治疗的方法，特别对于肌肉萎缩的部位给予火针点刺和水针注射，注射药仍然选用注射用腺苷钴胺注射液，同时选择在萎缩的部位进行注射，每周治疗3次。由于本病对患者造成的巨大影响，因此相当多的患者会出现饮食不调、情绪不佳、睡眠不适等表现，此时要根据辨证给予汤药内服治疗。自2015年开始，我又增加了皮内针的治疗，此法治疗痿病在文献中早有记载，应用本法的最大优势就是可以将针留置在穴位上达24小时，期间嘱咐患者每个时辰（2个小时）垂直按压30秒，以便充分发挥针刺的效应。需要强调的是，本病属于疑难病症，来就诊的患者基本情况不佳，因此治疗的周期相对比较长，一般是以"季"为单位计算的，这一点必须向患者交代清楚。

鉴于此类疾病的整体情况，客观理性地进行预判，首要目标是使疾病处于相对静止状态，延缓或控制其恶化进展的速度，在此期间针对肢体表现和全身情况，除了运用多种针法治疗以外，中药汤方的应用同样必要。患病后的焦虑、抑郁，导致多脏器的功能失调极为普遍，较为多见的表现有纳呆、失眠健忘、多疑、委屈等。脑血管疾病患者本身还有构音、吞咽的障碍；帕金森病患者原本就有运动障碍和智能的衰减；肺系病症患者有肺功能异常的气短喘促等，这些都是需要统筹加以改善的，如果不及时进行干预，那么对神经元病的治疗影响是巨大的。此时恰恰是凸显接诊医者医疗水平的时刻，如果没有扎实的中医功底、没有整体观念的诊治思维、没有对全身病症的辨证分析高度概括的掌控能力，如何实现周密而准确的治疗？因此，对于此类疾病的带教是繁杂而细致的，否则不可能真正传授于后学。

三、肿瘤放、化疗后神经毒性

对于肿瘤患者来说，化疗是很重要的治疗方法之一，而化疗的副作用几乎是每一位患者都不可避免的，在这些副作用中大家对骨髓抑制、消化道不良反应、脱发等都是比较清楚的，而对于周围神经的毒性反应了解得就不那么普遍了。我是在一个偶然的情况下了解到这个信息：一次和肿瘤科医生谈起有关研究生开题的话题，他提出目前对于化疗药引起神经毒性应对办法的数据很少，该领域的研究几乎是个空白，他曾希望研究生以此作为观察切入点进行试验性研究，但最后由于种种原因没有进行，当时我立即想到了用针灸对其进行干预。经过查阅相关资料，发现很多化疗药都会有不同程度的神经损伤，有些化疗药导致的神经毒性损伤还占有很大的比例，有数据显示，化疗药物在各系统不良反应发生率依次为：消化系统54.3%、血液系统34.7%、心脏毒性10.7%、神经毒性9.8%。而其中紫杉醇或奥沙利铂等化疗药可导致的神经毒性反应约为30%~60%，个别情况可高达70%，临床表现为四肢麻木、感觉减退、疼痛等，而这两种药物又是很多肿瘤常用的化疗药，为此，在不影响患者进行化疗的同时，我们进行了手足十二针干预的临床研究。

研究对象为需要用紫杉醇或奥沙利铂化疗的患者，采用随机对照的方法分为针刺组和对照组，针刺组自化疗当天起针刺手足十二针，每周5次，治疗2周，共治疗10天，治疗第5天和第10天对两组患者进行脾虚证和血虚证的中医证候疗效评价，1个周期后按NCI标准评价不良反应，同时根据患者体力情况记录KPS评分，目的是探索针刺疗法防治化疗药所致外周神经毒性的效果，同时观察其对胃肠道、血液学不良反应和中医证候的影响。经过近1年的病例收集和针灸治疗，数据统计发现针刺组神经毒性评分、外周神经感觉异常评分均低于对照组，证实针刺对减轻神经毒性有一定的作用，当然，由于本研究样本量较小，在统计学上尚无显著性差异，提示需要大样本的研究，但这毕竟让我们看到了针灸应用的广阔前景。与此同时还证实针刺不仅可以减轻化疗所致消化道不良反应和脾虚证症状的严重程度，还可以显著降低患者化疗后体力下降的幅度，应该说这个结论还是意义重大的。历代古籍在针灸治疗呕吐、麻木、乏力的病症中有丰富的取穴记载，最初针刺疗法凭借防治消化道不良反应的显著疗效成为该领域的研究热点，经研究证实安全性良好，随后其适用范围扩展至防治骨髓抑制、改善不适症状等方面，但目前针刺疗法用于化疗所致神经毒性的研究还较少，尽管针刺对周围神经病变的研究数量呈逐年上升趋势，但其中大多数是关于糖尿病周围神经变性、神经损伤的研究，国内仅几篇论文应用单味中药或电针对化疗神经毒性的防治做了临床观察。随着化疗方案的不断更新，化疗患者往往出现多种不良反应或多种反应的叠加，这对化疗药物不良反应的防治提出了新的挑战，针刺属于非药物疗法，同时不干扰其他药物在体内的代谢，正是防治化疗不良反应的最佳方法。

放疗虽然没有化疗应用普遍，但因其自身的优势也被经常选用。首先，放疗适用的肿瘤范围较广泛，且对患者的身体素质要求不是太高，对于一些年龄较大、体质较差的患者，若不能够耐受化疗可以选择放疗；其次，放疗的过程较为简单，痛苦较少，运用射线进行照射，多数患者不需要住院治疗；再次，放疗的副作用相对化疗来说较小。但即便如此，放疗后出现肢体疼痛的情况也可以见到。我临床上见到的既有伽马刀治疗的患者，也有质子治疗的患者，个别病患的损伤程度超过了化疗。因此，对放疗后的损伤同样用针刺进行干预，选用的针方仍然是手足十二针。本方为已故针灸学泰斗金针大师王乐亭先生治疗中风中经络的首选方，起初都是作用于中风病，而后我逐渐扩大了应用范围，在痹证、痿病治疗中也常用，2010年开始我将本方运用于肿瘤放化疗后副作用。从脏腑辨证来看，手足十二针重在调脾、胃、肝而缓解化疗后消化道不良反应，以及脾虚证、血虚证证候。足三里与内关均具有治疗胃系病症的功用，二穴配合加强和胃降逆的功效，缓解化疗后的恶心呕吐。《素问·六节藏象论》曰："肝者，罢极之本。"脾主四肢肌肉，可见人体能耐疲劳的关键在于肝、脾二脏。足三里健脾益气，三阴交为足太阴脾经穴位，助足三里健脾益气，又为肝、脾、肾三经交会穴，具有一穴调三经的特点，可以益气养血，补益肝肾，濡润筋脉，二穴通过作用于肝、脾，调节气血，改善了化疗后脾虚证、血虚证的不适症状，使得人体能耐疲劳，改善化疗患者疲乏无力。从阴阳理论来看，足三里、阳陵泉、合谷、曲池属于阳经经穴，内关、三阴交属于阴经经穴，具有阴阳并重，阴阳共调的特点。孤阴不生，孤阳不长。从五行的角度分析，手足十二针偏重于土穴，其中的足三里、阳陵泉、曲池均为五输穴中的合穴，阳经合穴属土，中医认为土爱稼穑，土载万物，土具有生化承载受纳的性质，因此合穴偏于补益。在经络理论中，合穴是经气盛大流行的地方，气血最为充盛，这些特性奠定了手足十二针的补益基础。总之，手足十二针取穴偏重于阳明经，足三里、合谷、曲池均为阳明经穴，肿瘤放化疗耗伤正气，在治疗中扶助正气至关重要，阳明经多气多血，手足十二针重点作用于气血充盛的阳明经，从而激发整个机体的气血阴阳恢复平衡。手足十二针的上述特点奠定了扶正为主的治疗思路，因此在本研究中针刺这些穴位对化疗后消化道不良反应、脾虚证及血虚证证候、KPS评分有较为显著的改善作用。

四、肺系疾病

针药并用治疗肺系病症是受到贺老的启发。2003年春，北京"非典"肆虐之际，贺老凭借数十年的临床经验和深厚的中医理论基础，在中央领导同志主持召开的名老中医紧急会议上率先提出了用针灸治疗"非典"的思路，在此基础上最终形成了《传染性非典型性肺炎恢复期中医药治疗方案》针灸基本处方，治疗的目的首先着眼于改善"非典"导致的肺纤维化和肺功能损伤，予以益气扶正治疗，改善乏力气短等症状，其次减轻应用激素所导致的副作用。为了在第一线直接观察治疗效果并不断改进治疗方案，时年77岁高龄的贺老不顾劝阻进入隔离室为"非典"患者施治，取得了良好的疗效。之后在北京中医医院又开设了为期4周的康复门诊，诊治患者89例：年龄最大的75岁，最小的16岁，口服激素的患者25例，曾经使用过无创呼吸机的患者20例，其余患者均曾使用鼻导管吸氧，胸部影像异常改变者44例，绝大部分患者平时没有相关临床症状，也未影响其生活质量。贺老认为，针灸，尤其是火针在治疗肺部感染吸收缓慢、肺纤维化等方面有可能发挥奇效，他指出："火针因其有针有热，故集中了针刺艾灸双重优势，可借助针力与火力，无邪则温补，有邪则胜邪。"火针借火助阳鼓舞气血运行，温通经络促进脏腑功能恢复，气血调和引邪外出，事半功倍，诸疾自愈，贺老作为医者的执着和勇气一时间也传为杏林佳话。

肺系疾病以咳痰喘为主要症状，古代文献中记载了历代医家大量丰富而宝贵的经验，因此积极整理研习中医经典古籍，对于临证有重要的指导意义。以咳嗽为例，这一病名最早出现在《素问》中，而全篇中"咳"和"嗽"两词同用并称仅有2次，分别在《素问·阴阳应象大论》"秋伤于湿，冬生咳嗽"和《素问·示从容论》"咳嗽烦冤者，是肾气上逆也"中，其余多以咳、咳逆等症状出现，如"五气所病，肺为咳"。中医学认为咳喘因外感六淫侵袭肺系者较为常见，而多种原因导致脏腑功能失调伤及肺脏者也不在少数，故《素问·咳论》曰："五脏六腑皆令人咳，非独肺也。"可见其病因病机的复杂。而作为六淫邪气之一的寒邪，是导致肺系病的重要病因之一，《黄帝内经》中谈到"形寒饮冷则伤肺"；《诸病源候论·久咳嗽候》提出"肺感于寒微者，即成咳嗽。久咳嗽是连滞岁月，经久不瘥者死也"。揭示了微寒之邪留恋于肺是本病的重要原因，《外台秘要》及汉唐诸医家均重视寒邪的作用，多以肺感于寒为首要病因。临床上很多患者均在季节交替、气候变化受凉后出现症状，患者往往对外界刺激，尤其是冷空气极为敏感，故每于吸入冷空气后加重。几千年来历代医家总结了大量的诊治经验，流传下很多经典方剂：二陈汤、补肺汤、百合固金汤、养阴清肺汤、三拗汤、沙参麦冬汤、小青龙汤等。但是应用针刺治疗的案例流传下来的很少，正是贺老2003年诊疗"非典"的经历开阔了我的眼界，之后我亲自诊治的一例慢性阻塞性肺疾病的经历，使我茅塞顿开。

那是一位70岁的男性，多年来受困于本病，每日依赖激素、吸氧、抗炎平喘治疗，生活质量很差。那日他被急救车送到我门诊，四诊辨证分析为肺肾两虚，随即给予多种针法治疗配合汤方（二陈汤、补肺汤化裁），1周后复诊时，他是家人由开车送来的，随身只带了便携式制氧器且仅为备用，患者精神状态明显改善，其疗效令我们双方感叹。

对于肺系疾病的治疗，我临证使用的针具颇丰，包括毫针、火针、水针、皮内针，与放血疗法等多种针刺方法联合使用，具体选择何种针具，取决于患者的临床症状和辨证分型，必须掌握灵活多变的针法、严谨求实的态度以及良好的治疗效果，由此看到了应用不同针法在疑难顽疾治疗中的广阔前景。

根据目前国内外研究结果可知，肺病与寒冷相关，寒冷可激活TRPA1并诱发症状的发生，临床中也发现应用火针治疗由寒邪所致的咳嗽效如桴鼓。火针具有温煦五脏、化湿祛痰、扶正祛邪的作用，其温煦作用可体现在温肺、温脾、温肾，适于治疗寒邪（内寒或外寒）所致疾病，治疗上火针以其温热之力，作用于背俞穴，使寒邪得化，肺气得宣。风寒表证常以火针点刺督脉、肺俞、风门、大椎、膈俞等穴位以祛寒散邪，扶正解表；痰湿内盛证，尤其以寒湿为甚者，常取火针点刺曲池、丰隆、中脘以祛邪化痰、宣肺止咳；对于病程日久，体质虚弱的内伤咳嗽，辨证阳虚证或肺肾两虚证，常以火针点刺督脉，督脉为"阳脉之海"，总督诸阳，阳气足则顽疾自去；对于难治性咳嗽，在基础治疗之外，选取足太阴脾经、足少阴肾经之穴如三阴交、太溪进行火针点刺治以补益肺肾，对于久咳顽咳收效甚佳。

水针疗法是真正意义上的中西医结合疗法，在肺系疾病的治疗中，选用水针疗法用于治疗病程迁延（5～10年甚至更久）的"喘病""哮病"患者。此类患者多患有西医学中的慢性阻塞性肺疾病、肺源性心脏病、难治性哮喘等慢性呼吸系统疾病，表现为反复发作的咳痰喘，活动后加重，甚至稍动即喘，因其病程日久，且多为老年易感人群，反复应用抗生素治疗，极易产生耐药，并伴有胃肠不适等全身不良反应。应用水针治疗此类疾病，可有效地减少抗生素用量及其不良反应，具有较好的止咳平喘、调节免疫等作用。

现在回顾2003年的"非典"，针灸的介入特别是火针的应用至关重要，"痰湿阻肺咳嗽不止者可用，阳虚脾胃不和纳呆腹胀便溏者可用"，根据运气学说，2003年是癸未年，为太阴湿土司天，太阳寒水在泉之年，故针对"非典"所致肺纤维化的患者中证属寒湿阻肺者，在传统汤方饮片治疗的同时，加用火针辨证施治，针药并用收效甚佳。

2022年底，全国范围的新型冠状病毒感染患者激增，以北京为例，发病率高达95%以上，相当多的患者属于"长新冠"的范畴，其中有肺系宿疾者占很大比例，对于这部分患者的治疗原则，宜攻补兼施，针药融合，以针为主，火针应用必不可少，其他针法辅佐，酌情配合汤方，收效显著。

从2003年的"非典"到2020年的新型冠状病毒感染，直至2023年的"长新冠"，肺系病症对人类的威胁，已经引起全人类的高度警觉，作为医者只有不断探索出新，才能完成人类赋予我们"治病救人"的使命。总之，深入研究运用先贤的经验，摒弃固守成规，不断开拓创新，方能彰显针灸的魅力，为解救含灵之苦作出贡献。

第九讲
多种针法　灵活选用

一、奇特的火针

火针是以耐受高温并对人体无伤害的金属为材料，供烧红使用的针具。火针刺法是将烧红火针针体，按一定刺法迅速刺入人体选定部位的针刺方法。自1987年跟随贺老临诊至今的30多年时间里，我越来越离不开火针了。究其原因有很多，但最主要的是目前临床上感受风寒之邪或素体阳虚的患者实在太多了，按照寒者热之的治疗大法，此类人所患病症均属火针治疗的适应证。

外感风寒导致恶寒、背痛者可用；痰湿阻肺，咳嗽不止者可用；阳虚脾胃不和，纳呆、腹胀、便溏者可用；肢体关节遇寒疼痛、麻木不仁者可用；颈腰不利者可用；外邪侵袭致面瘫、面𥆧者可用；痿病肌肉萎缩者可用；中风恢复期肢体筋脉拘挛者可用。凡此种种充分证明了火针的神奇，火针的应用开拓了针灸针具的应用市场，使更多的患者得以享受到有针对性的治疗。即便在古籍中对某些病症明文禁止应用火针，经过多年的临床发展，这些禁区也被打破，无怪很多患者来我这里就诊的第一需求就是接受火针治疗。

二、便捷的水针

水针又称"穴位注射"，是选用某些药物注射液注入人体有关穴位以防治疾病的方法，有针刺与药物对穴位的双重刺激。水针的特点是以中医理论为指导，以中、西药药理为基础，经穴位给药，发挥经络腧穴及药物的药效作用，更有利于调整机体的功能状态，从而达到治疗疾病的目的。相对于静脉给药，本法由于用药量较小，药物的毒副作用大为降低，因而安全性较强。药物在穴位滞留的时间较长，使药疗时效及穴位刺激时间延长，补充了内服药物之不足，特别是对体质虚弱、老人及儿童不能服药者更为适宜。目前常用药物以维生素类制剂为主，适当运用丹参注射液、抗生素等。对于心脏疾患表现为心悸、胸闷、心律失常者可以选择心俞、内关进行丹参注射液的穴位注射，而对于呼吸道感染疾病可以选择肺俞、合谷进行抗生素的穴位注射。目前百姓认可的三伏贴、三九贴就是运用了经络理论，相比而言，贴敷是在体外，水针是在体内注射药物。水针的选穴主要是根据辨证取穴，宜少而精，同时注意选取肌肉较丰满的部位进行穴位注射。具体的操作程序是：局部常规消毒，刺入穴位后慢慢推进或提插，若回抽无血即可将药推进。一般疾病用中等速度推入药液；慢性病患者、体弱者注入速度宜缓；如果注射药物较多时，可将注射针由深到浅，边退针边推药，或更换几个方向注射药液。

三、强悍的锋针

古时的锋针就是如今的三棱针，是一种常用的放血工具，用来刺破人体的一定部位或穴位，放出少量血液达到治疗疾病的目的，古人称此法为"刺血络"或"刺络"，今人称之为"放血疗法"。由于三棱针针具比较粗，造成的创面相对其他针法比较大，且主要用于实证、急性期患者，因此贺老谓之强通。虽然理论上说锋针泻的作用突出有伤正之嫌，但只要运用得当，对治疗是有决定性作用的。

带状疱疹在急性期必用锋针，西医学认为本病与病毒感染有关，在急性期患者突出感觉的局部疼痛难忍，皮温增高，大多数患者呈现一派湿热表现，因此抓住此时在龙头、龙尾（中医称本病为串腰龙）进行刺络放血，可以迅速减轻疼痛、降低皮温，更重要的意义在于能够大大降低本病的后遗神经痛的问题。我临床上接诊过很多带状疱疹后遗症期的患者，病程已过几个月，皮损完全恢复，但疼痛仍困扰不休，究其原因就是没有把握治疗时机给予放血治疗。

中风患者在急性期多有发热、神昏的表现，还可见呼吸气促，喉中痰鸣，大便秘结。此时在患者末梢放血既可助复苏神清，又可使热随血去，降低体温，是极好的治疗办法。

对于下肢静脉曲张的患者来说，放血实属保守治疗。此类患者时感下肢沉重，行走不利，局部发胀难耐，主要是由于循环不畅所致，用三棱针放血后可以使瘀阻的血液得以流通，从初起的黑色暗紫的血液逐渐转为鲜红的血液，患者即刻便感觉到双腿轻松、举步自如。

运用本法进行治疗前必须了解患者的相关指标，如血小板计数、凝血时间等，对于血液病患者严禁用本法。

四、精巧的揿针

揿针又称揿钉型皮内针，是临床皮内针的常见类型，皮内针刺法又称为"埋针法"。其作用是给皮部以微弱而较长时间的刺激，以达到防治疾病的目的。

皮内针的中医理论基础源于《黄帝内经》中的浅刺理论，其"浅刺""浮刺"法皆为通过刺激人体浅表部位而达到治疗的目的，奠定了浅刺法（皮内针）的基础。到晋代《针灸甲乙经》对皮部、络脉、筋经、卫气相关理论及浅刺腧穴进行归纳总结，使浅刺相关理论第一次由散在性论述转变为集中化、系统化的理论体系。皮内针理论成熟于元明时期，各医家开始以辨证为核心行使浅刺，将浅刺法与补泻理论相结合，对浅刺手法的描述更为细致，从理论和实践方面达到成熟。

揿针的理论基础是在十二皮部理论指导下通过治皮毛而起到抗病防病之功。皮内针基于卫气理论，卫气行于人体肌肤体表，通过刺激人体浅表部位，调节卫气，激发机体卫外能力，达到治疗疾病的目的。《素问·离合真邪论》记载："吸则纳针，无令气忤，静以久留。"留针的目的在于候气或者调气，而其最终目的则是使气血调和，阴阳平衡。

通过近十年的临床应用，总结揿针有如下特点：首先，从受众人群而言其应用范围最广，可以说是适用于全部人群，不分男女老幼，不分高矮胖瘦，不分疾病类型；其次，特别适合惧怕针刺的儿童及忙于学业、事业无暇进行治疗的学生和上班族；再次，对于疑难顽疾需要延长针刺效应的病症更有优势。如本书第六讲中的案例，其中开颅术后神经损伤、肺系疾病、癃闭、面瘫、心悸等都应用揿针进行了治疗。

总之，多种针法的运用，扩大了针灸的治疗范围，使众多的患者受益，也为针灸针具的发展奠定了临床基础和平台。

第十讲
常用腧穴　临证释义

一、手太阴肺经

1.尺泽 Chǐzé

[**释名**] 前臂部称"尺"，古代以腕后至肘为一尺；"泽"指沼泽，低凹处。本穴因其位置特点而得名。

[**定位**] 仰掌，微屈肘，在肘横纹中，肱二头肌腱桡侧凹陷处。

[**解剖**] 在肘关节，当肘二头肌腱之外方，肱桡肌起始部；有桡侧返动、静脉分支及头静脉；布有前臂外侧皮神经，直下为桡神经。

[**功能**] 清解肺热，宣通肺气。

[**主治**]

肺系病症——咳嗽，气喘，咯血，潮热，胸部胀满，咽喉肿痛。外邪犯肺，肺卫首当其冲，实则泻其子（水），治疗肺系实热病症。

癃闭（合穴、水穴）——肺气不宣，不能通调水道。

通路病——痿病，肘臂挛痛。

急症——急性吐泻，中暑，小儿惊风。外感邪热，首先犯肺，取其泻热之意。

[**配穴**]

配肺俞、合谷清肺止咳。

配内庭、复溜、尺泽功用类似清燥救肺汤。

配肺俞、厥阴俞治胸痛咳嗽。

配太渊、经渠治咳嗽气喘。

配孔最治咯血、潮热。

配曲池治肘臂挛痛。

[刺灸法] 直刺0.8~1.2寸，或点刺出血。

[穴性] 手太阴经所入为"合"（水）穴。

2.孔最 Kǒngzuì

[释名] 孔最为通达鼻孔、宣通肺气最宜之穴，故名。

[定位] 伸臂仰掌，在前臂掌面桡侧，当尺泽与太渊连线上，腕横纹上7寸处。

[解剖] 有肱桡肌，在旋前圆肌上端之外缘，桡侧腕长、短伸肌的内缘；有头静脉，桡动、静脉；布有前臂外侧皮神经、桡神经浅支。

[功能] 润肺利咽，解表清热。

[主治]

肺系病——咳嗽气喘，咯血，外感发热，咽喉肿痛。郄穴治急证、血证。

局部病症——肘臂挛痛。

肛肠疾患——痔疾。

[配穴]

配大椎、合谷解表清热。

配少商治咽痛。

配大椎、肺俞、风门治哮喘。

配尺泽、内关治急性咯血。

配肺俞、尺泽治咳嗽气喘

配鱼际治咯血。

[**刺灸法**] 直刺0.5~1寸，可灸。

[**穴性**] 手太阴经"郄"穴。

3.列缺 Lièquē

[**释名**]"列"通"裂"，为分解、别行之意；"缺"为器破缺口之意。该穴位于手腕侧，当桡骨突起的分裂缺口处，又是手太阴肺经的别络，经脉从此别行，故名。

[**定位**] 在前臂桡侧缘，桡骨茎突上方，腕横纹上1.5寸，当肱桡肌与拇长展肌腱之间。

[**简便取穴法**] 两手虎口自然交叉，一手食指按在另一手桡骨茎突上，指尖下凹陷中是穴。

[**解剖**] 在肱桡肌腱与拇长展肌腱之间，桡侧腕长伸肌腱内侧；有头静脉，桡动、静脉分支；布有前臂外侧皮神经和桡神经浅支的混合支。

[**功能**] 宣肺理气，疏风解表。

[**主治**]

外感病——伤风头痛，项强，咳嗽气喘，口眼㖞斜。

五官病——齿痛，咽喉肿痛。

络穴沟通大肠经，治大肠经脉通路上的病症——头痛、牙痛、口眼㖞斜、项强等头项部病症。

[**配穴**]

配合谷（原络配穴）治外感。

配风池、大椎治感冒。

配太渊治偏正头痛。

配合谷治伤风头痛项强。

配肺俞治咳嗽气喘。

配照海（八脉交会穴）治慢性咽炎。

配合谷治牙痛。

［**刺灸法**］向上斜刺0.3~0.5寸。针向下刺，针感可至拇指、食指。针向上刺，针感可至肘、肩，甚至到颈项。可灸。

［**穴性**］手太阴经"络"穴；八脉交会穴——通任脉。

4.太渊 Tàiyuān

［**释名**］太为盛大之意，渊指渊而博。穴当寸口，为肺经原穴，又为肺气大会之处，故名太渊。

［**定位**］仰掌，腕横纹上，桡动脉桡侧凹陷中取穴。

［**解剖**］桡侧腕屈肌腱的外侧，拇展长肌腱内侧；有桡动、静脉；布有前臂外侧皮神经和桡神经浅支混合支。

［**功能**］润肺利咽，疏经通络。

［**主治**］

肺脏病——咳嗽，气喘，咯血，胸痛，咽喉肿痛。

血脉病——心悸，心痛，无脉症，脉管炎。

太渊为肺经的母穴，用于虚证，补益肺气——咳嗽、气喘等肺系病症。

特殊作用——无脉症。

近治作用——手腕无力疼痛。

［**配穴**］

配肺俞（俞原配穴）——补者益肺，泻者宣肺。

配合谷（表里配穴）——补者固表，泻者解表。

配人迎治无脉症。

配尺泽、鱼际、肺俞治咳嗽咯血胸痛。

［**刺灸法**］避开桡动脉，直刺0.3~0.5寸。

［**穴性**］手太阴经所注为"输"（土）穴；肺经原穴；脉会。

5.鱼际 Yújì

［**释名**］第1掌骨掌侧之肌肉状若鱼形，谓之手鱼；际为边缘之意。该穴位于手鱼之边缘，故名鱼际。

[**定位**] 在手拇指本节（第 1 掌指关节）后，约当第 1 掌骨中点桡侧，赤白肉际处。

[**解剖**] 有拇短展肌和拇指对掌肌；血管当拇指静脉回流支；布有前臂外侧皮神经和桡神经浅支混合支。

[**功能**] 清肺止咳，利咽止痛。

[**主治**]

咽喉病——咽痛失音，喉痹咽干。

外感病——发热，咳嗽，咯血。

[**配穴**]

配列缺治外感、咳嗽。

配孔最、尺泽治咳嗽咯血。

配少商治咽喉肿痛。

配液门、少商治喉痹。

配合谷治失音。

配太渊、大都、太白治身热汗出。

[**穴位比较**]

尺泽——清泻肺热，治咯血。⎫

太渊——补益肺气，治久咳。⎬　均治肺系疾患。

鱼际——清利咽喉，治咽痛。⎭

[**刺灸法**] 直刺 0.5~0.8 寸，可灸。

[**穴性**] 手太阴经所溜为"荥"（火）穴。

6. 少商 Shàoshāng

[**释名**]《素问·六元正纪大论》以"大""少"来区别五音的阴阳。又，末端称"少"，"商"为宫商角徵羽五音之一，肺属金，其音商，故名。

[**定位**] 在手拇指末节桡侧，距指甲角 0.1 寸。

[**解剖**] 有指掌固有动、静脉所形成的动、静脉网；布有前臂

外侧皮神经和桡神经浅支混合支，正中神经的掌侧固有神经的末梢神经网。

[功能] 苏厥救逆，清热利咽。

[主治]

神志病——发热昏迷，闭证，癫狂，痫证，小儿惊风。

咽喉病——咽喉肿痛，喉痹失音。

肺系病——咳嗽，鼻衄。

[配穴]

三棱针点刺出血，配合谷治咽喉肿痛。

配中冲治昏迷发热。

配水沟、涌泉治小儿惊风。

[刺灸法] 浅刺0.1寸，或点刺出血。

[穴性] 手太阴经所出为"井"（木）穴。

二、手阳明大肠经

7.商阳 shāngyáng

[释名] 商为五音之一，属金；阳指阳经。大肠为手阳明经，大肠属金在音为商，故名商阳。

[定位] 在手食指末节桡侧，距指甲角0.1寸。

[解剖] 有指及掌背动、静脉网；布有来自正中神经的指掌侧固有神经，桡神经的指背侧神经。

[功能] 醒脑苏厥，利咽止痛。

[主治]

五官疾病——咽喉肿痛，耳聋耳鸣，齿痛，咽喉肿痛，颌肿，青盲。

急症——中风昏迷。

热病——热病汗不出，热病昏迷。

局部病——手指麻木。

[配穴]

配少商、合谷治咽喉肿痛。

配少商点刺出血治热病昏迷。

配少商、水沟治中风昏迷。

[刺灸法] 浅刺0.1寸，或点刺出血。

[穴性] 手阳明经所出为"井"（金）穴。

8.合谷Hégǔ

[释名]《素问·气穴论》言肉之大会为谷，小会为溪。穴当大指次指交会处，分张时形似深谷，故名。

[别名] 虎口。

[定位] 第1、2掌骨之间，约当第2掌骨中点桡侧处。

[简便取穴法] 以一手的拇指指骨关节横纹，放在另一手拇、食指之间的指蹼缘上，当拇指尖下是穴。

[解剖] 在第1、2掌骨之间，第1骨间背侧肌中，深层有拇收肌横头；有手背静脉网，为头静脉的起部，腧穴近侧正当桡动脉从手背穿向手掌之处；布有桡神经浅支的掌背侧神经，深部有正中神经的指掌侧固有神经。

[功能] 疏风清热，消肿止痛，醒脑开窍。

[主治]

五官病——目赤肿痛，鼻衄鼻渊，齿痛，咽喉肿痛，失音，耳聋。

外感病——发热恶寒，头痛，热病无汗，多汗。

神志病——昏迷，牙关紧闭，癫痫。

经络病——头痛，眩晕，面肿疔腮，疔疮，口眼㖞斜。

妇科病——经闭，滞产。

［配穴］

配太冲治目赤肿痛、昏迷。

配水沟治牙关紧闭。

配太阳治头痛。

配大椎、风池治流行性感冒。

配地仓、颊车治面瘫。

配迎香治鼻疾。

配少商治咽喉肿痛。

配太冲、大椎、风池、足三里治中暑。

配曲池治瘾疹。

配三阴交治月经不调、经闭滞产

［刺灸法］直刺0.5~1寸，可灸。治肩病针感可至病所。

［穴性］手阳明经原穴。

［禁忌］《神应经》言本穴孕妇不宜针。孕妇禁用。

9.阳溪 Yángxī

［释名］腕背为阳，两筋之间的凹陷称溪，故名。

［定位］在腕背横纹桡侧，手拇指向上翘时，当拇短伸肌腱与拇长伸肌腱之间的凹陷中。

［解剖］当拇短、长伸肌腱之间；有头静脉、桡动脉的腕背支；布有桡神经浅支。

［功能］清解内热，散风通络。

［主治］

五官病——目赤肿痛，耳聋耳鸣，齿痛，咽喉肿痛。

经络病——手腕痛，头痛。

［配穴］

配合谷治头痛。

配阳池、阳谷治腕关节炎。

配仆参、温溜治癫狂。

配解溪治惊悸。

［**刺灸法**］直刺0.5~0.8寸，可灸。

［**穴性**］手阳明经所行为"经"（火）穴。

10.曲池 Qūchí

［**释名**］屈肘之时，穴处有凹，形似浅池，故名。

［**定位**］在肘横纹外侧端，屈肘，肘横纹桡侧端凹陷中，当尺泽与肱骨外上髁连线中点。

［**解剖**］桡侧腕长伸肌起始部，肱桡肌的桡侧；有桡返动脉的分支；布有前臂背侧皮神经，内侧深层为桡神经本干。

［**功能**］调和气血，疏通经络。

［**主治**］

五官病——咽喉肿痛，齿痛，目赤痛，目不明。

皮肤病——风疹，荨麻疹，疮，疥，瘾疹，丹毒。

经络病——上肢不遂，手臂肿痛、麻木，痿病，瘰疬。

脏腑病——腹痛吐泻，痢疾，疟疾，胸中烦满。

神志病——癫狂。

妇人病——月经不调。

［**配穴**］

配丰隆治高血压、癫痫。

配合谷、肩髃治经络病。

配血海治皮肤病，如荨麻疹、丹毒。

配大椎退热。

配合谷、外关治感冒发热。

配足三里、天枢治腹痛吐泻。

配手三里治上肢不遂。

［**刺灸法**］直刺1~1.5寸，直刺针感在局部，向下刺针感可至手，向上刺针感可至肩，可灸。

[**穴性**]手阳明经所入为"合"（土）穴。

11.臂臑 Bìnào

[**释名**]上肢为臂，上臂称臑，因部位而得名。

[**定位**]在臂外侧，三角肌止点处，当曲池与肩髃连线上，曲池上7寸处。

[**解剖**]在肱骨桡侧，三角肌下端，肱三头肌外侧头的前缘；有旋肱后动脉的分支及肱深动脉；布有前臂背侧皮神经，深层有桡神经本干。

[**功能**]疏经活络，活血止痛。

[**主治**]经络病——肩臂痛，颈项拘挛，瘰疬，目疾。

[**配穴**]

配光明治目疾。

配耳尖放血治结膜炎。

金针曲池透臂臑治淋巴结结核。

[**刺灸法**]直刺或向上斜刺0.8~1.5寸。

12.肩髃 Jiānyú

[**释名**]髃指肩端骨，即肩胛骨肩峰部，穴在其前下方，故名。

[**定位**]在臂外侧，三角肌上，臂外展或向前平伸时，当肩峰前下方向凹陷处。

[**解剖**]有旋肱后动、静脉；布有锁骨上神经、腋神经。

[**功能**]疏通经络，祛风除湿。

[**主治**]局部病——肩臂挛痛，不遂麻木，瘾疹，瘰病。

[**配穴**]配肩髎治肩臂疼痛。

[**刺灸法**]直刺或向下斜刺0.8~1.5寸。

[**附注**]手阳明经与阳跷脉交会穴。

13.扶突 Fútū

[**释名**]高起之处为突，此指喉结，一扶（夫）约当今之4横

指，即同身寸3寸。此穴距喉结3寸，故名。

[**定位**] 在颈外侧部，喉结旁，当胸锁乳突肌前、后缘之间。

[**解剖**] 在胸锁乳突肌胸骨头间颈阔肌中，深层为肩胛提肌起始点；深层内侧有颈升动脉；布有耳大神经，颈皮神经，枕小神经及副神经。

[**功能**] 宣肺理气，止咳定喘。

[**主治**] 肺系病——咳嗽气喘，咽喉肿痛，暴喑，瘰疬瘿气。

[**配穴**]

配合谷治瘿气。

配天突、合谷治甲状腺肿大。

配天突治暴喑。

[**刺灸法**] 直刺0.5~0.8寸。

14.迎香 Yíngxiāng

[**释名**] 此穴能治鼻塞不闻香臭，故名。

[**定位**] 在鼻翼外缘中点旁，当鼻唇沟中间。

[**解剖**] 在上唇方肌中，深部为梨状孔的边缘；有面动、静脉及眶下动、静脉分支；布有面神经与眶下神经的吻合丛。

[**功能**] 散风清肺，通利鼻窍。

[**主治**]

鼻疾——鼻塞，鼽衄，不闻香臭，鼻渊。

面部疾患——口眼㖞斜，面痒，面肿。

[**配穴**] 配四白、地仓、阳白治面瘫。

[**刺灸法**] 斜刺或平刺0.3~0.5寸。

[**穴性**] 手、足阳明经交会穴。

[**文献**]《外台秘要》言其不宜灸。

[穴位比较]

①列缺：解肺卫风寒表邪。

　合谷：解头面及全身表邪。　 } 均有解表作用。

　曲池：解全身风热表邪。

②大椎：治外风兼内风，祛上半身之风，特别是头项肩背风邪。

　风府：治外风兼治头风，祛上半身之风，用于各型头痛。

　合谷：治外风，特别是头、口、面之风邪。　 } 均有祛风作用。

　曲池：治外风，祛周身之风，特别是用于风邪侵袭之皮肤病。

三、足阳明胃经

15.承泣 Chéngqì

[释名] 承是承受，泣是流泪。穴在目下，故名。

[定位] 正坐，两目直视，在面部，瞳孔直下，当眼球与眶下缘之间。

[解剖] 在眶下缘上方，眼轮匝肌中，深层眶内有眼球下直肌、下斜肌；有眶下动、静脉分支，眼动、静脉的分支；布有眶下神经分支及动眼神经下支的肌支，面神经分支。

[功能] 散风清热，通络明目。

[主治]

眼疾——目赤肿痛，迎风流泪，夜盲，近视，眼睑瞤动。

面部疾患——口眼㖞斜，面肌痉挛。

[配穴]

配太阳治目赤肿痛。

配阳白治口眼㖞斜。

配睛明治近视。

[**刺灸法**] 以左手拇指向上轻推眼球，紧靠眶缘缓慢直刺
0.3~0.5寸，不宜提插，以防刺破血管引起血肿。禁灸。

[**穴性**] 阳跷脉、任脉交会穴。

16. 四白 Sìbái

[**释名**] 四为广阔之意，光明为白。此穴位于目下，针之可使
视力光明四射，故名。

[**定位**] 正坐，两目直视，在面部，瞳孔直下，当眶下孔凹
陷处。

[**解剖**] 在眶下孔处，当眼轮匝肌和上唇方肌之间；有面动、
静脉分支，眶下动、静脉有面神经分支，当眶下神经处。

[**功能**] 疏风清热，通经活络。

[**主治**]

眼疾——目赤痛痒，目翳，眼睑䀮动，头痛眩晕。

面部疾患——面痛，面肌痉挛，口眼㖞斜。

风证——头痛，眩晕。

[**配穴**]

配阳白、地仓、颊车、合谷治口眼㖞斜。

配攒竹治眼睑䀮动。

[**刺灸法**] 直刺或斜刺0.3~0.5寸，不可深刺，不宜灸。

17. 地仓 Dìcāng

[**释名**] 下部为地，藏骨之器为仓。穴值口吻之旁，外面之下
部，口能容纳食物，且入于胃，故名。

[**定位**] 在面部，口角外侧，直对瞳孔，巨髎直下与口角水平
的交界处。

[**解剖**] 在口轮匝肌中，深层为颊肌；有面动、静脉；布有面

神经和眶下神经分支，深层为颊肌神经的末支。

[**功能**] 散风通络，牵正止痛。

[**主治**] 面部疾患——唇缓不收，眼睑瞤动，口角喎斜，齿痛颊肿，流涎。

[**配穴**]

配颊车、合谷治口喎、流涎。

配承浆治面神经麻痹。

配颊车治口眼喎斜。

[**刺灸法**] 斜刺或平刺0.5~0.8寸，或向颊车方向平刺0.5~0.8寸，透刺时可刺2寸。可灸。

[**穴性**] 手足阳明经、阳跷脉交会穴。

[**刺灸法**] 直刺0.2寸。

18.颊车 Jiáchē

[**释名**] 两面侧为颊，下颌骨古称下颊骨，穴在其处，故名。

[**定位**] 开口取穴，在面颊部，下颌角前上方约1横指（中指），当咀嚼时咬肌隆起高点处。

[**解剖**] 在下颌角前方，有咬肌；有咬肌动、静脉；布有耳大神经、面神经及咬肌神经。

[**功能**] 散风活络，通关调气。

[**主治**]

面部疾患——面瘫，面痛，颊肿。

经络病——齿痛，牙关紧闭，口噤不语，失音，颈项强痛。

[**配穴**]

配地仓（透刺）适用于顽固性面瘫。

配合谷治牙痛。

配地仓治口眼喎斜。

配合谷、翳风治腮腺炎。

［**刺灸法**］直刺0.3~0.5寸，平刺0.5~1寸，可灸。

19.下关 Xiàguān

［**释名**］关指机关，是穴正当下颌关节处，故名。

［**定位**］在面部耳前方，当颧弓与下颌切迹所形成的凹陷中，闭口取穴。

［**解剖**］当颧弓下缘，皮下有腮腺，为咬肌起始部；有面横动、静脉，最深层为上颌动、静脉；正当面神经颧眶支及耳颞神经分支，最深层为下颌神经。

［**功能**］散风通窍，消肿止痛。

［**主治**］

面部疾患——面瘫，面痛，口眼㖞斜。

五官病——齿痛面痛，牙关开合不利，聤耳，耳聋耳鸣，耳痛。

［**配穴**］

配翳风治耳疾。

配内庭治胃热牙痛。

配翳风、听宫治中耳炎。

［**刺灸法**］直刺0.5~1寸。

［**穴位比较**］

颊车、下关主治功能相似，但主治病变部位不同。

颊车：偏于治疗曲颊、下齿病变。

下关：偏于治疗下颌关节、上齿病变。

［**穴性**］足阳明、足少阳经交会穴。

20.头维 Tóuwéi

［**释名**］额发与鬓发相维系，成为额三角。穴当额角发际处，故名。

［**定位**］在头侧部，当额角发际上0.5寸，头正中线旁4.5寸。

［**解剖**］在颞肌上缘帽状腱膜中；有颞浅动、静脉的额支；布

有耳额神经的分支及面神经额支。

[**功能**] 疏散风邪，清头明目。

[**主治**] 局部病——头痛，目眩，口痛，流泪，眼睑瞤动。

[**配穴**]

配合谷治头痛。

配太冲治目眩。

[**刺灸法**] 平刺0.5~1寸。

[**穴性**] 足阳明、足少阳经与阳维脉交会穴。

[**禁忌**]《针灸甲乙经》言其不可灸。

21.梁门 Liángmén

[**释名**] 心之积为伏梁，指脐上心下部位积聚如横梁。该穴能消积化滞，故名。

[**定位**] 在上腹部，当脐中上4寸，距前正中线2寸。

[**解剖**] 当腹直肌及其鞘处，深层为腹横肌；有第7肋间动、静脉分支及腹壁上动、静脉；当第8肋间神经分支处（右侧深部当肝下缘，胃幽门部）。

[**功能**] 健脾和胃，降逆止痛。

[**主治**] 脾胃病——胃痛腹痛，呃逆呕吐，食欲不振，腹胀泄泻，大便溏。

[**配穴**]

配梁丘、中脘、足三里治胃痛。

配梁丘、日月治胃溃疡。

[**刺灸法**] 直刺0.8~1.2寸，可灸。针刺前应触诊，若遇肝肿大者，慎不可刺，以免刺伤肝脏，造成内出血而致死亡。

[**附注**] 对梁门的诊察有助于判断病性。拒按为实，喜按为虚，喜暖为寒，喜凉为热。

22.天枢 Tiānshū

[**释名**] 星象名，指北斗第一星。枢指枢纽，此穴在脐旁，为上下腹的分界，脐上应天，脐下应地，穴当脐旁，故名。

[**定位**] 在腹中部，平脐中，距前正中线 2 寸。

[**解剖**] 当腹直肌及其鞘处；有第9肋间动、静脉分支及腹壁下动、静脉分支；布有第10肋间神经分支（内部为小肠）。

[**功能**] 调中和胃，健脾化湿。

[**主治**]

肠腑病——腹胀肠鸣，腹痛，绕脐痛，呕吐，便秘，泄泻，痢疾，肠痈。

妇科疾患——痛经，月经不调，癥瘕。

神志病——热甚狂言。

[**配穴**]

配大肠俞（俞募配穴）——肠腑病。

配上巨虚（合募配穴）——补则涩肠固本，泻则通肠导滞。

配关元、神阙——温补下元，涩肠，治虚性腹泻、五更泻。

泻天枢、中脘、足三里功用类似大承气汤。

配足三里治腹胀肠鸣。

配气海治绕脐痛。

配上巨虚、下巨虚治便秘、泄泻。

配大巨、气海、足三里治细菌性痢疾。

配带脉、三阴交治女性盆腔炎。

配水泉治月经后期。

[**刺灸法**] 直刺1~1.5寸，可灸。

[**穴性**] 大肠经"募"穴。

[**禁忌**]《备急千金要方》言孕妇不可灸此穴。

23.水道 ShuǐDào

[释名]水为水液，道为通道。此穴有通利水道作用，故名。

[定位]在下腹部，当脐中下 3 寸，距前正中线 2 寸。

[解剖]当腹直肌及其鞘处；有第12肋间动、静脉分支，外侧为腹壁下动、静脉；布有第12肋间神经（内部为小肠）。

[功能]调畅气机，通利三焦。

[主治]生殖疾患——小腹胀满，疝气，痛经，不孕，小便不利。

[配穴]

配三阴交、中极治痛经、不孕。

配筋缩治脊柱强直。

[刺灸法]直刺1~1.5寸，可灸。

24.归来 Guīlái

[释名]归为还，来为返。该穴主治疝气，故名。

[定位]在下腹部，当脐中下 4 寸，距前正中线 2 寸。

[解剖]在腹直肌外缘，有腹内斜肌、腹横肌腱膜；外侧有腹壁下动、静脉；布有髂腹下神经。

[功能]温暖下焦，调理胞宫。

[主治]

妇科病——痛经闭经，月经不调，白带，少腹疼痛，阴挺。

局部病症——疝气，阴茎中痛，下腹部疼痛。

[配穴]

配大敦治疝气。

配三阴交、中极治月经不调。

配子宫、三阴交治前列腺炎。

[刺灸法]直刺1~1.5寸，可灸。治妇科病，斜刺向内下侧刺入，针感至患部，可治局部病。

25.髀关 Bìguān

[释名] 股骨称髀，转动处称关。穴近股骨上端关节部分，故名。

[定位] 仰卧，髂前上棘与髌骨外缘连线上，平臀横纹处取穴。

[解剖] 在缝匠肌和阔筋膜张肌之间；深层有旋股外侧动、静脉分支；布有股外侧皮神经。

[功能] 祛风除湿，通经活络。

[主治] 经络病——腰痛膝冷，髀骨痿痹不遂，筋急不得屈伸，腹痛，足麻不仁。

[配穴]

配伏兔治痿痹。

配承扶、委中治骨关节炎。

配环跳、阳陵泉治下肢不遂。

[刺灸法] 直刺1~2寸，可灸。

26.伏兔 Fútù

[释名] 伏为卧，该处股四头肌隆起形似兔状，故名。

[定位] 在大腿前面，当髂前上棘与髌底外侧端的连线上，髌底上6寸。

[解剖] 在股直肌的肌腹中有旋股外侧动、静脉分支；布有股前皮神经、股外侧皮神经。

[功能] 强腰益肾，疏通经络。

[主治] 经络病——腰痛膝冷，下肢麻痹，疝气，脚气。

[配穴] 配髀关、阳陵泉治下肢痿痹。

[刺灸法] 直刺1~2寸。

27.梁丘 Liángqiū

[释名] 高起处为立。穴当膝上，犹如山梁之上，故名。

[定位] 屈膝，大腿前面，当髂前上棘与髌底外侧端的连线上，髌底上2寸。

［**解剖**］在股直肌和股外侧肌之间；有旋股外侧动脉降支；布有股前皮神经、股外侧皮神经。

［**功能**］调和气血，疏通经络。

［**主治**］

胃病——胃痛，吞酸。

经络病——下肢不遂，膝部肿痛，乳痈。

［**配穴**］

配足三里、中脘治胃痛。

配中脘治胃病。

配膝眼治膝关节痛。

配风市、阳陵泉治下肢不遂。

［**刺灸法**］直刺1~1.2寸，可灸。

［**穴性**］足阳明经"郄"穴。

28.犊鼻 Dúbí

［**释名**］穴在髌韧带两旁凹陷，如牛犊鼻孔，故名。

［**定位**］屈膝，在膝部，髌骨与髌韧带外侧凹陷中。

［**解剖**］在髌韧带外缘；有膝关节动、静脉网；布有腓肠外侧皮神经及腓总神经关节支。

［**功能**］祛寒利湿，通利关节。

［**主治**］经络病——膝痛麻木，活动不利，下肢麻痹，屈伸不利，脚气

［**配穴**］

配阳陵泉、足三里治膝痛。

配膝眼、鹤顶治膝关节病。

［**刺灸法**］向后内斜刺0.5~1寸。

29.足三里 Zúsānlǐ

［**释名**］里指邑、居，集会通达的意思；三，指膝下3寸。与

手三里相区分，故名足三里。

[**定位**] 在小腿前外侧，当犊鼻下 3 寸，距胫骨前缘一横指（中指）。

[**解剖**] 在胫骨前肌，趾长伸肌之间；有胫前动、静脉；为腓肠外侧皮神经及隐神经的皮支分布处，深层当腓深神经。

[**功能**] 扶正培元，补益脾胃，调和气血，和肠化滞。

[**主治**]

肠胃病——胃痛，呕吐呃逆，噎膈，腹胀肠鸣，泄泻，痢疾，便秘，疳疾，胃下垂，乳痈，肠痈。

同脾胃有关之虚证——脱肛，阴挺，失眠，痿病，水肿，虚劳羸瘦，头晕，耳鸣，心悸，气短。

痰湿证——消化不良，咳喘，水肿，癫狂。

通路病——下肢痹痛、麻木。

[**配穴**]

配中脘（合募配穴）。

配胃俞（俞合配穴）。

配百会、气海补中益气升阳举陷，类似补中益气汤。

配公孙、内关治胃肠不和。

配中脘、梁丘治胃痛。

配四缝治小儿疳积。

配内关治呕吐。

配气海治腹胀。

配膻中、乳根治乳痈。

配阳陵泉、悬钟治下肢痹痛 。

[**刺灸法**] 直刺1~2寸，可灸。治下肢不遂针感至足。

[**穴性**] 足阳明经"合"（土）穴；下合穴；四总穴之一。

[**附注**] 本穴有强壮作用，为保健要穴，常灸有强身、壮体、

防病、增寿的效益。

[**参考资料**]

（1）针刺健康人和胃病患者的足三里和手三里，观察发现胃弛缓时针刺可使胃收缩加强，胃紧张时针刺使胃收缩弛缓，并可解除幽门痉挛。

（2）针刺单纯性消化不良和中毒性消化不良患儿的足三里、合谷、三阴交，可使原来低下的胃游离酸、总酸度、胃蛋白酶和胃脂肪酶活性迅速升高。

（3）针刺人及家兔的足三里，发现裂解素（主要是裂解含有大量多糖体的革兰氏阴性杆菌，也能灭活某些病毒）都有增加，人增加17.85单位，家兔增加62.1单位，两者裂解素均在针后12小时增加最显。

（4）针刺家兔的足三里、大椎可使其调理素明显增加，从而促进白细胞吞噬指数的上升，增强其免疫能力。

30.上巨虚Shàngjùxū

[**释名**]胫腓骨之间有大的空隙，因称巨虚，与下巨虚相对，故名上巨虚。

[**定位**]在小腿前外侧，当犊鼻下6寸，足三里与下巨虚连线中点取穴距胫骨前缘一横指。

[**解剖**]在胫骨前肌中；有胫前动、静脉；布有腓肠外侧皮神经及隐神经的皮支，深层当腓深神经。

[**功能**]调理肠胃，通经活络。

[**主治**]

肠胃病症——肠鸣腹痛，泄泻便秘，肠痈，痢疾便血，肠痛。

通路病——下肢痿痹，中风偏瘫，脚气。

[**配穴**]

配天枢、中脘泻腑热、攻燥结。

配足三里、气海治便秘、泄泻。

配支沟治便秘。

配大肠俞治泄泻、便秘。

[刺灸法] 直刺1~2寸，可灸。

[穴性] 大肠经下合穴。

31.条口 Tiáokǒu

[释名] 取穴时此处出现一条凹陷似口，故名。

[定位] 在小腿前外侧，当犊鼻下8寸，犊鼻与下巨虚连线上。

[解剖] 在胫骨前肌中；有胫前动、静脉；布有腓肠外侧皮神经及隐神经的皮支，深层当腓深神经。

[功能] 理气和中，舒筋通络。

[主治]

经络病——下肢痿痹，转筋跗肿，肩臂痛。

脾胃病——脘腹疼痛。

[配穴]

配肩髃、肩髎、治肩臂痛。

配承山治肩周炎。

[刺灸法] 直刺1~1.5寸，可灸。

32.下巨虚 Xiàjùxū

[释名] 位于上巨虚之下，故名。

[定位] 在小腿前外侧，当犊鼻下9寸，距胫骨前缘一横指。

[解剖] 在胫骨前肌与趾长伸肌之间，深层为胫长伸肌；有胫前动、静脉；布有腓浅神经分支，深层为腓深神经。

[功能] 通肠化滞，舒筋调气。

[主治]

肠胃病——泄泻痢疾，大便脓血，小腹痛。

通路病——足跟痛，乳痛，腰脊痛引睾丸，下肢痿痹。

［ 配穴 ］

配天枢、气海治腹痛。

配阳陵泉治下腹部疼痛。

配天枢、关元治慢性肠炎。

配昆仑、太溪治足跟痛。

［ 刺灸法 ］直刺1~1.5寸，可灸。

［ 穴性 ］小肠经下合穴。

33. 丰隆 Fēnglóng

［ 释名 ］丰为大，隆为盛。该处肌肉丰满隆盛，故名。

［ 定位 ］在小腿前外侧，当外踝尖上8寸，条口外，距胫骨前缘二横指（中指）。

［ 解剖 ］在趾长伸肌外侧和腓骨短肌之间；有胫前动脉分支；当腓浅神经处。

［ 功能 ］调和肠胃，祛痰化湿。

［ 主治 ］

脾胃病——胃痛，呕吐呃逆，便秘。

痰湿病——头痛，眩晕，痰多咳嗽，哮喘，胸痹胸痛，梅核气。

神志病——癫狂，痫证。

经络病——下肢痿痹肿痛。

［ 配穴 ］

配内庭——清降痰热。

配列缺、尺泽——清肺化痰。

配太冲、神门——安神化痰。

配中脘、阴陵泉——健脾和胃。

配风池治眩晕。

配膻中、肺俞治痰多咳嗽。

配丘墟治胸痛。

配复溜治肢肿。

配承浆、阳交治面肿。

配支沟治便秘。

[**刺灸法**] 直刺1~1.5寸，可灸。

[**穴位比较**]

天突开痰利气、祛肺系之痰。

足三里祛胃腑之痰。} 都有祛痰作用

丰隆降痰、祛全身之痰。

[**刺灸法**] 直刺1~1.5寸。

[**穴性**] 足阳明经"络"穴。

34.解溪 Jiěxī

[**释名**] 骨节相连接处为解，肌腱的凹陷处似溪，故名。

[**定位**] 在足背与小腿交界处的横纹中央凹陷处，当拇长伸肌腱与趾长伸肌腱之间。

[**解剖**] 在拇长伸肌腱与趾长伸肌腱之间；有胫前动、静脉；浅部当腓浅神经，深层当腓深神经。

[**功能**] 健脾化湿，和胃降逆。

[**主治**]

胃热病症——疔腮、口疮、酒渣鼻、便秘。

头面部疾病——头面浮肿，面赤，目赤，头痛，眩晕。

脾胃病——腹胀，便秘。

经络病——咽痛，下肢痿痹。

神志病——癫狂。

[**配穴**]

配阳陵泉、悬钟治下肢痿痹。

配商丘、丘墟治踝关节扭伤。

配承光治头晕头痛。

配血海、商丘治腹胀。

［**刺灸法**］直刺0.5~1寸。

［**穴性**］足阳明经所行为"经"（火）穴。

35.内庭 Nèitíng

［**释名**］内为纳入之意，庭指堂前空地。穴当指缝端，指缝如门，其处平坦似空地，故名。

［**定位**］第2跖趾关节前方，第2、3趾间缝纹端。

［**解剖**］有足背静脉网；布有腓浅神经足背支。

［**功能**］清化湿热，调和腑气。

［**主治**］

胃热病——热病齿龋，消渴，胃病吐酸，腹痛腹胀，泄泻痢疾，便秘。

通路病——足背肿痛、头痛。

经络病——齿痛，口眼㖞斜，喉痹，鼻衄，足背肿痛。

［**配穴**］

配合谷治齿痛。

配地仓、颊车治口㖞。

配天枢治痢疾。

配下关治牙痛。

配中脘治胃痛。

配曲池、天枢治湿热痢。

［**刺灸法**］直刺或斜刺0.5~0.8寸。

［**穴性**］足阳明经所溜为"荥"（水）穴。

36.厉兑 Lìduì

［**释名**］厉指磨砺，又，登高、涉水也称厉；兑，指尖端。本穴位于足指端，故名。

［**定位**］在足第2趾末节外侧，距趾甲角0.1寸处。

［**解剖**］有趾背动脉形成的动脉网；布有腓浅神经的足背支。

［**功能**］清热通经，苏厥醒神。

[**主治**]

五官病——牙痛，咽痛，鼻衄，鼻流黄涕。

神志病——癫狂，热病。

经络病——面肿齿痛，咽喉肿痛，口眼㖞斜，胸腹胀满，足胫寒冷。

[**配穴**]

配内关、神门治多梦。

配百会、水沟、中冲治中暑晕厥不省人事。

[**刺灸法**] 浅刺0.1寸。

[**穴性**] 足阳明经所出为"井"（金）穴。

四、足太阴脾经

37.太白 Tàibái

[**释名**] 太白为星象名，即金星。脾属土能生金，故名。

[**定位**] 在足内侧缘，当足大趾本节（第1跖骨关节）后下方赤白肉际凹陷处。

[**解剖**] 在拇展肌中，有足背静脉网、足底内侧动脉及足跗内侧动脉分支；布有隐神经及腓浅神经分支。

[**功能**] 健脾和胃，调理气机。

[**主治**]

脾胃病——胃痛，腹胀，腹痛，肠鸣，呕吐，泻泄，痢疾，便秘，疳积，体重节痛，痿病。

血证——崩漏，便血。

妇产科病——乳汁不足，带下病。

[**配穴**]

配脾俞（俞原配穴法）。

配关元——温补脾阳。

配太渊、阴陵泉——补益脾肺，培土生金。

配中脘、足三里治胃痛。

配公孙治腹胀食不化。

[刺灸法] 直刺0.5~0.8寸，可灸。

[穴性] 足太阴经所注为"输"（土）穴；脾经原穴。

38.公孙 Gōngsūn

[释名] 古代诸侯之孙称公孙，此处为脾之络脉分支，其义同，故名。

[定位] 在足内侧缘，当第1跖骨基底部的前下方，赤白肉际处。

[解剖] 在拇展肌中；有跗内侧动脉分支及足背静脉网；布有隐神经及腓浅神经分支。

[功能] 健脾和胃，理气化湿。

[主治]

脾胃肠腑病——胃痛，呕吐呃逆，肠鸣腹胀。腹痛，泄泻，痢疾，便秘。

冲脉病——奔豚气。

局部病——足下垂，足内翻。

[配穴]

配内关（八脉交会穴）治胃、心、胸病。

配丰隆——和胃降逆。

配内关、太冲——疏肝理气。

配中脘、内关治胃酸过多、胃痛。

[穴位比较]

太白：脾之原穴，治疗脾虚证之常用穴。

公孙：脾之络穴，治疗脾胃实证之常用穴。

［**刺灸法**］直刺0.5~1寸，可灸。

［**穴性**］足太阴经"络"穴；八脉交会穴——通冲脉。

［**参考资料**］

（1）在对消化性溃疡患者进行胃肠X线检查时，观察到针刺内关、足三里对胃蠕动多有增强作用，尤以足三里为明显，而针刺公孙则胃蠕动多减弱。

（2）针刺公孙、内关、梁丘等穴有抑制胃酸分泌的作用。

39.三阴交 Sānyīnjiāo

［**释名**］足三阴经在此交会，故名。

［**定位**］在小腿内侧，当足内踝尖上3寸，胫骨内侧缘后方。

［**解剖**］在胫骨后缘和比目鱼肌之间，深层有屈趾长肌；有大隐静脉，胫后动、静脉；有小腿内侧皮神经，深层后方有胫神经。

［**功能**］健脾和胃，调理气血，通经活络。

［**主治**］

三阴交多与具有补气、行气功能之穴相配，与气血关系密切。

妇科病——月经不调，崩漏，赤白带下，阴挺，经闭，癥瘕，不孕，难产，产后血晕，恶露不行，乳汁不足。

血证——吐血，咯血，衄血，便血。

前阴病——遗精，阳痿，阴茎痛，疝气，水肿，小便不利，睾丸缩腹，遗尿。

脾胃病——脾胃虚弱，肠鸣腹胀，消化不良，泄泻。

经络病——肢体麻木，痿病，足跟痛，中风，脉管炎。

皮肤病——湿疹，风疹，脚气。

目疾——夜盲，流泪。

血虚证——心悸，失眠，眩晕，贫血。

风证——痉病，痫证，癫狂。

［**配穴**］

配复溜、神门治血虚证。

配血海、膈俞——益脾摄血。

配关元、足三里治妇科病。

配太冲——息风。

配足三里治肠鸣泄泻。

配中极治月经不调。

配子宫治阴挺。

配大敦治疝气。

配内关、神门治失眠。

配气海治遗精。

［**刺灸法**］直刺1~1.5寸。孕妇禁针。

［**穴性**］足太阴、少阴、厥阴经交会穴。

40.地机 Dìjī

［**释名**］一身分为上中下三部，自足至脐为地部；机指机关。穴居地之中部，为运膝之机关，故名。

［**定位**］在小腿内侧，当内踝尖与阴陵泉的连线上，阴陵泉下3寸。

［**解剖**］在胫骨后缘与比目鱼肌之间；前方有大隐静脉及膝最上动脉的末支，深层有胫后动、静脉；布有小腿内侧皮神经，深层后方有胫神经。

［**功能**］健脾运化，统血固精。

［**主治**］

脾虚证——脘腹胀满，腹痛泄泻，食欲不振，水肿，泄泻便溏，痢疾。

月经病——月经不调，痛经，带下，崩漏。

前阴病——遗精，癥瘕，腰痛不可俯仰，小便不利，水肿。

［配穴］

配三阴交治痛经。

配隐白治崩漏。

配血海治月经不调。

配中极、三阴交治月经病。

配肾俞、关元治带下、腰痛、遗精。

［刺灸法］直刺1~1.5寸，可灸。

［穴性］足太阴经"郄"穴。

41.阴陵泉 Yīnlíngquán

［释名］膝之内侧为阴，胫骨内侧髁高突如陵，髁下凹陷为泉，故名。

［定位］在小腿内侧，当胫骨内侧髁下缘凹陷处。

［解剖］在胫骨后缘和腓肠肌之间，比目鱼肌起点上；前方有大隐静脉、膝最上动脉，最深层有胫后动、静脉；布有小腿内侧皮神经本干，最深层有胫神经。

［功能］健脾利湿，通利三焦。

［主治］

水湿病——水肿，心悸，黄疸，带下，疥疮。

脾胃病——腹胀泄泻，喘逆，水肿，黄疸，暴泄。

前阴病——小便不利或失禁，妇人阴痛，男人阴茎痛。

局部病——痹证，痿病。

［配穴］

配足三里治脾虚证。

配中极治水湿病。

配肝俞、至阳治黄疸。

配阴陵泉透阳陵泉治膝痛。

配气海、三阴交治小便不通。

配水分治水肿。

[穴位比较]

①太白：健脾补虚，治疗脾虚证。

　三阴交：健脾摄血，治疗脾不统血证。} 均健脾。

　阴陵泉：健脾祛湿，治疗脾湿证。

②水分：偏于利水化湿，治疗腹部水湿。

　阴陵泉：偏于健脾利湿，治疗全身各部水湿。} 均治水湿。

③中极：增气化，开水道。

　关元：补元阳，助气化。

　阴陵泉：助运化，利水湿。} 均利小便。

　肾俞：补肾气，益气化。

[刺灸法] 直刺1~2寸，可灸。

[穴性] 足太阴经所入为"合"（水）穴。

42.血海 Xuèhǎi

[释名] 治疗与血有关的疾病，故名。

[定位] 屈膝，在大腿内侧，髌底内侧端上2寸，当股四头肌内侧头的隆起处。

[简便取穴法] 患者屈膝，医者以左手掌心按于患者右膝髌骨上缘，示指至小拇指向上伸直，拇指约呈45° 斜置，拇指尖下是穴。对侧取法仿此。

[解剖] 在股骨内上髁上缘，股内侧肌中间；有股动、静脉肌支；布有股前皮神经及股神经肌支。

[功能] 活血养血，祛风止痒。

[主治]

月经病——月经不调，崩漏，痛经，经闭，瘾疹，湿疹，丹毒。

血证——各种出血。

皮肤病——瘾疹，湿疮，瘙痒，丹毒，皮炎，荨麻疹。

局部病——股内侧痛，膝关节痛。

前阴病——小便淋漓。

[配穴]

配膈俞、肝俞——补肝养血。

配曲池——养血祛风。

配气海、太冲——行血祛瘀。

配三阴交治月经不调。

配曲池治瘾疹。

[穴位比较]

三阴交：治疗全身性血证，对于妇女血证疗效显著。⎤

血海：偏于治疗下半身血证，较之三阴交范围小。⎬均治血证。

膈俞：治疗上半身血证，又长于治疗慢性出血性疾病。⎦

[刺灸法] 直刺 1~1.5 寸，可灸。

43.大横 Dàhéng

[释名] 横如平，该穴平出脐旁，主治大肠疾患，故名。

[定位] 在腹中部，平脐，距脐中4寸。

[解剖] 在腹外斜肌肌部及腹横肌肌部；布有第11肋间动、静脉；布有第11肋间神经。

[功能] 调理大肠，宣通腑气。

[主治] 肠腑病——肠痈，腹痛，便秘，泄泻，消化不良。

[配穴]

配天枢、足三里治腹痛。

配上巨虚、大肠俞治肠腑病。

[刺灸法] 直刺1~2寸。

[附注] 足太阴与阴维脉交会穴。

44.大包 Dàbāo

[释名] 大为总览，概括为包。该穴为脾之大络，总统阴阳诸

经，由脾灌溉五脏四肢，故名。

[**定位**] 在侧胸部，腋中线上，当第6肋间隙处。

[**解剖**] 在第6肋间隙，前锯肌中；有胸背动、静脉及第6肋间动、静脉；布有第6肋间神经，当胸长神经直系的末端。

[**功能**] 调和气血，统帅诸络。

[**主治**]

胸肺病——胸胁痛，气喘。

经络病——全身疼痛，四肢无力。

[**配穴**] 配足三里治四肢无力。

[**刺灸法**] 斜刺或向后平刺0.5~0.8寸，可灸。深部为肺脏，不可深刺，以免造成气胸。

[**穴性**] 脾之大络。

五、手少阴心经

45.极泉 Jíquán

[**释名**] 尽处为"极"，凹陷为"泉"。因是穴在腋窝的最深凹处，故名。

[**定位**] 腋窝正中，腋动脉搏动处。

[**解剖**] 在胸大肌的外下缘，深层为喙肱肌；外侧为腋动脉；布有尺神经、正中神经、前臂内侧皮神经及臂内侧皮神经。

[**功能**] 清心宁神，通经活络。

[**主治**]

经络病——上肢不遂，麻木，肩臂疼痛。

通路病——心痛，咽干烦渴，胁肋疼痛，瘰疬。

[**配穴**] 配肩髃、曲池治肩臂痛。

[**刺灸法**] 避开腋动脉，直刺0.5~1寸。治疗上肢不遂时可用

雀啄法，针感可达手末梢。

46.通里 Tōnglǐ

［**释名**］经过为通，脉气所聚处为里，络脉通向手太阳，故名。

［**定位**］在前臂掌侧，当尺侧腕屈肌腱的桡侧缘，腕横纹上1寸。

［**解剖**］在尺侧腕屈肌与指浅屈肌之间，深层为指深屈肌；有尺动脉通过；布有前臂内侧皮神经，尺侧为尺神经。

［**功能**］宁心安神，通利喉舌。

［**主治**］

心系病——心悸，怔忡，暴喑。

神志病——癔症，狂证（精神分裂），心烦。

舌及小肠病——舌暗，舌疮，木舌，舌强不语，尿血。

通路病——腕下垂，腕臂痛，目赤肿痛。

［**配穴**］

配金津、玉液——清散舌部瘀热，调畅舌络。

配合谷、太冲——息风宣窍安神。

配廉泉、哑门治不语。

［**刺灸法**］直刺0.3~0.5寸

［**穴性**］手少阴经络穴。

47.神门 Shénmén

［**释名**］心藏"神"，神气出入之所为"门"，故名。

［**定位**］在腕部，腕掌侧横纹尺侧端，尺侧腕屈肌腱的桡侧凹陷处。

［**解剖**］在尺侧腕屈肌与指浅屈肌之间，深层为指深屈肌；有尺动脉通过；布有前臂内侧皮神经，尺侧为尺神经。

［**功能**］清心和营，安神定志。

[主治]

神志病——痫证，脏躁，癫狂。

心及血脉病——心悸怔忡，心痛心烦，失眠健忘，贫血，胸胁痛。

[配穴]

配丰隆、太冲——祛痰开窍除烦。

配关元、气海——温阳复脉。

配内关、心俞治心痛。

配内关、三阳交治健忘、失眠。

配三阴交治失眠、贫血。

[穴位比较]

通里：治心实证，舌体病，小肠病。 ｝均治心病。
神门：既治实证又疗虚证。

[刺灸法] 直刺0.3~0.5寸。

[穴性] 手少阴经所注为"输"（土）穴；手少阴经原穴。

六、手太阳小肠经

48.少泽 Shàozé

[释名]"少"指手太阳小肠穴在小指，泽指水泽。其穴为井，气血始出，故名。

[定位] 在小指末节尺侧，距指甲角0.1寸。

[解剖] 有指掌侧固有动、静脉，指背动脉形成的动、静脉网；布有尺神经手背支。

[功能]清热利咽，通乳止痛。

[主治]

经络病——乳汁少，乳痈，咽喉肿痛，目翳，疟疾，耳聋耳鸣，肩臂外后侧疼痛。

热病——热病头痛。

神志病——中风昏迷。

［**配穴**］配膻中、乳根治乳汁少、乳痈。

［**刺灸法**］浅刺0.1寸或点刺出血。

［**穴性**］手太阳经所出为"井"（金）穴。

49.后溪 Hòuxī

［**释名**］第5掌指关节近端为"后"，溪形容穴，故名。

［**定位**］第5掌指关节尺侧后方，第5掌骨小头后赤白肉际处。

［**解剖**］在小指尺侧，第5掌骨小头后方，当小指展肌起点外缘；有指背动、静脉，手背静脉网；布有尺神经手背支。

［**功能**］散风舒筋，通调督脉。

［**主治**］

经络病——头项强痛，耳聋，目赤目翳，肘臂及手指挛急，腰背痛。

热病——热病疟疾，盗汗，疥疮，黄疸。

神志病——癫狂，痫证。

［**配穴**］

配列缺、悬钟治项强痛。

配水沟治急性腰扭伤。

［**刺灸法**］直刺0.5~1寸。

［**穴性**］手太阳经所注为"输"（木）穴；八脉交会穴——通督脉。

50.阳谷 Yánggǔ

［**释名**］腕背属阳，凹陷处称谷，故名。

［**定位**］在手腕尺侧，赤白肉际，当尺骨茎突与三角骨之间的凹陷处。

［**解剖**］当尺侧腕伸肌腱的尺侧缘；有腕背侧动脉；布有尺神经手背支。

［**功能**］舒筋清热，宁心镇惊。

［**主治**］

经络病——臂腕疼痛，颈颌肿，头痛目眩，目赤肿痛，耳鸣耳聋，齿痛，胁痛项肿。

热病——热病无汗，疥疮。

神志病——癫狂，痫证。

［**配穴**］配阳池治腕痛。

［**刺灸法**］直刺0.3~0.5寸。

［**穴性**］手太阳经所行为"经"（火）穴。

51. 养老 Yǎnglǎo

［**释名**］目视不明、关节不利为老人常见之疾，是穴有舒筋明目之功，故名养老。

［**定位**］在前臂背面尺侧，当尺骨小头近端桡侧凹缘中。

［**简便取穴法**］掌心向下时，尺骨茎突高点处，屈肘掌心向胸时，转手骨开，在尺骨茎突的桡侧骨缝中取穴。

［**解剖**］左尺骨背面，尺骨茎突上方，尺侧腕伸肌腱和小指固有伸肌腱之间；布有前臂骨间背侧动、静脉的末支，腕静脉网；有前臂背侧皮神经和尺神经。

［**功能**］舒筋通络，养血明目。

［**主治**］经络病——目视不明，肩背肘臂酸痛，腰痛。

［**配穴**］

配太冲、足三里治目视不明。

配天柱治肩痛。

［**刺灸法**］直刺或斜刺0.5~0.8寸。

［**穴性**］手太阳经郄穴。

52.肩贞 Jiānzhēn

[**释名**] 贞指正，肩指肩部，穴在肩后腋横纹头正上方1寸，故名。

[**定位**] 在肩关节后下方，臂内收时，腋后纹头上1寸。

[**解剖**] 在肩关节后下方，肩胛骨外侧缘，三角肌后缘，下层是大圆肌；有旋肩胛动、静脉；布有腋神经分支，最深部上方为桡神经。

[**功能**] 疏风散寒，通经活络。

[**主治**] 经络病——肩胛痛，手臂痛麻，缺盆中痛，瘰疬，耳鸣耳聋。

[**配穴**]

配肩髃、肩髎治疗肩周炎。

配肩髎、曲池、肩井、手三里、合谷治疗上肢不遂。

配完骨治耳鸣耳聋。

[**刺法**] 向外斜刺0.5~1寸。

53.秉风 Bǐngfēng

[**释名**] 秉指掌握，有主持的意思，因是穴能治风证，故名。

[**定位**] 在肩胛部，岗上窝中央，天宗直上，举臂有凹陷处。

[**解剖**] 在肩胛岗上缘中央，表层为斜方肌，再下为岗上肌；有肩胛动、静脉；布有锁骨上神经和副神经，深层为肩胛上神经。

[**功能**] 舒筋散风，通络止痛。

[**主治**]

经络病——肩胛疼痛不举，上肢酸麻。

贺老用此穴干预严重"非典"愈后患者。

[**配穴**] 配天宗治肩胛疼痛。

[**刺灸法**] 直刺或斜刺0.5~1寸。

[**穴性**] 手足三阳、足少阳经交会穴。

54. 曲垣 Qūyuán

[**释名**] 是处弯曲如墙垣样,故名。

[**定位**] 在肩胛部,冈上窝内侧端,当臑俞与第 2 胸椎棘突连线的中点处。

[**解剖**] 在肩胛岗上缘,斜方肌和冈上肌中;有颈横动、静脉降支,深层为肩胛上动、静脉肌支;布有第 2 胸神经后支外侧皮支、副神经,深层为肩胛上神经肌支。

[**功能**] 舒筋散风,通络止痛。

[**主治**]

经络病——肩胛拘挛疼痛。

贺老用此穴干预"非典"愈后患者。

[**配穴**] 配天宗、秉风治肩胛疼痛。

[**刺灸法**] 直刺或斜刺0.5~1寸。

55. 颧髎 Quánliáo

[**释名**] 穴在颧骨下凹陷中,故名。

[**定位**] 在面部,平视,当目外眦直下,颧骨下缘凹陷处。

[**解剖**] 在颧骨下颌突的后下缘稍后,咬肌的起始部,颧肌中;有面横动、静分支;布有面神经及眶下神经。

[**功能**] 散风活络,牵正清热。

[**主治**] 经络病——口眼㖞斜,眼睑眴动,齿痛,目赤目黄,颊肿。

[**配穴**]

配地仓、颊车治口㖞。

配合谷治齿痛。

[**刺灸法**] 直刺0.3~0.5寸,斜刺或平刺0.5~1寸。

[**穴性**] 手少阳、手太阳经交会穴

[**禁忌**]《针灸图翼》言其禁灸。

56.听宫 Tīnggōng

［**释名**］宫指要处，穴在耳屏前方，是主治耳鸣耳聋，可使听力恢复的要穴，故名。

［**定位**］在面部，耳屏前，下颌骨髁状突的后方，张口时呈凹陷处。

［**解剖**］有颞浅动、静脉的耳前支；布有面神经及三叉神经的第3支的耳颞神经。

［**功能**］通经活络，益聪开窍。

［**主治**］

经络病——耳鸣耳聋，聤耳，失音，齿痛。

神志病——癫狂，痫证。

［**配穴**］配翳风、中渚治耳鸣、耳聋。

［**刺灸法**］张口，直刺1~1.5寸。

［**穴性**］手少阳、足少阳、手太阳经交会穴。

七、足太阳膀胱经

57.睛明 Jīngmíng

［**释名**］因穴在目内眦，主治目疾，有明目作用，故名。

［**定位**］目内眦角稍上方凹陷处。

［**解剖**］在眶内缘睑内侧韧带中，深部为眼内直肌；有内眦动、静脉和滑车上下动、静脉，深层上方有眼动、静脉本干；布有滑车上、下神经，深层为眼神经，上方为鼻睫神经。

［**功能**］散风清热，养血明目。

［**主治**］目疾——目赤肿痛，目眩，目翳，迎风流泪，内眦痒痛，胬肉攀睛，目视不明，近视，夜盲，色盲，斜视。

［**配穴**］

配球后、光明治目视不明。

配合谷、光明治视物不明。

配攒竹治目痛迎风流泪。

［**刺灸法**］嘱患者闭目，医者左手轻推眼球向外侧固定，左手缓慢进针，紧靠眶缘直刺0.5~1寸。不捻转，不提插。出针后按压针孔片刻，以防出血。本穴禁灸。

［**穴性**］手太阳、足太阳、足阳明经及阴跷脉、阳跷脉交会穴。

58.攒竹 Cuánzhú

［**释名**］攒指聚集，竹形容眉毛，其穴位于眉头，是眉毛聚结之处，故名。

［**定位**］在面部，眉毛内侧端，眶上切迹处。

［**解剖**］有额肌及皱眉肌；当额动、静脉处；布有额神经内侧支。

［**功能**］祛风清热，通络明目。

［**主治**］

面疾——头痛，眉棱骨痛，面瘫面痛。

目疾——目眩，目视不明，目赤肿痛，迎风流泪，近视，眼睑 动下垂。

［**配穴**］配阳白治口眼㖞斜、眼睑下垂。

［**刺灸法**］向下斜刺0.3~0.5寸，或平刺0.5~0.8寸，也可用三棱针点刺出血。禁灸。

59.大杼 Dàzhù

［**释名**］杼原指织布的工具，称机杼，杼骨即第一椎骨，指大椎骨。《灵枢·背俞》云"胸中大腧在杼骨之端"，故名。

［**定位**］在背部，当第1胸椎棘突下，旁开1.5寸。

［**解剖**］有斜方肌、菱形肌、上后锯肌，最深层为最长肌；有

第1肋间动、静脉后支，布有第1胸神经后支的皮支，深层为第1胸神经后支外侧支。

[**功能**] 祛风解表，宣肺定喘。

[**主治**]

表证——感冒头痛，发热项强，肩背痛，咳嗽鼻塞，喉痹。

骨病——痿病，软骨病。

筋脉病——颈项强痛，落枕，肩胛酸痛，腰脊疼痛，肩痛。

[**配穴**]

配太溪、肾俞——补肾壮骨。

配大椎、列缺——宣肺解表。

配风池、绝骨治痛证。

配肩中俞、肩外俞治肩背痛。

[**刺灸法**] 斜刺0.5~0.8寸。本经背部诸穴，不宜深刺，以免伤及内部重要脏器。向外斜刺，针感至肩，适用于肩背痛。向下方刺，针感至腰背，治脊柱、腰痛。

[**穴性**] 八会穴之骨会；手足太阳经交会穴。

60.风门 Fēngmén

[**释名**] 风为阳邪，出入之处为门，是穴位于项背部，属于膀胱，膀胱主一身之表，该穴为风邪入侵之门户，故名。

[**定位**] 在背部，当第2胸椎棘突下，旁开1.5寸。

[**解剖**] 有斜方肌、菱形肌、上后锯肌，深层为最长肌；有第2肋间动、静脉后支；布有2、3胸神经后支的皮支，深层为第3胸神经后支外侧支。

[**功能**] 宣肺解表，通络祛风。

[**主治**]

风邪——伤风感冒，发热头痛，咳嗽哮喘，多涕鼻塞，项强，胸背痛证。

经络病——痉病、项强背痛，肩背痛，发背痈疽。

[**配穴**]

配肺俞、大椎治咳嗽、气喘。

配合谷治伤风咳嗽。

配肩井、中渚、后溪、委中治肩背酸痛。

[**穴位比较**]

大椎：退热解表兼解项背在表之邪。⎫

列缺：解表兼宣肺止咳。　　　　　　｜

合谷：祛风解表兼清宣肺热。　　　　⎬ 均有解表作用。

风门：解表兼通络祛风。　　　　　　｜

外关：清热解表兼清上焦之热。　　　⎭

[**刺灸法**] 斜刺0.5~0.8寸。

[**穴性**] 督脉、足太阳经交会穴。

61.肺俞 Fèishū

[**释名**] 与肺相应，故名。

[**定位**] 在背部，当第3胸椎棘突下，旁开1.5寸。

[**解剖**] 有斜方肌、菱形肌，深层为最长肌；有第3肋间动、静脉后支；布有第3或第4胸神经后支的皮支，深层为第3胸神经后支外侧支。

[**功能**] 调补肺气，调和营血。

[**主治**]

肺卫疾患——咳嗽气喘，咯血肺痨，骨蒸潮热盗汗，胸满喉痹，鼻炎。

经络病——背肌挛急，腰脊痛。

[**配穴**]

配中府（俞募配穴）。

配太渊（俞原配穴）。

配风门治咳嗽喘。

配合谷、迎香治鼻疾。

配太渊治肺气肿。

配足三里、膻中、风门、缺盆治久咳。

[穴位比较]

（募）中府多用于患部取穴局部疗法，以治其标，多用泻法，少用补法。

（俞）肺俞多用于辨证取穴整体疗法，以治其本，补泻均可，标本皆治。

} 均治肺系疾患。

[刺灸法] 斜刺0.5~0.8寸。

[穴性] 肺之背俞穴。

62.厥阴俞 Juéyīnshū

[释名] 厥阴指心包，与心包相应，故名。

[定位] 在背部，当第4胸椎棘突下，旁开1.5寸。

[解剖] 有斜方肌、菱形肌，深层为最长肌；布有第4肋间动、静脉后支；正当第4或第5胸神经后支的皮支，深层为第5胸神经后支外侧支。

[功能] 养血安神，宽胸止痛。

[主治] 心胸病——咳嗽心痛，胸闷呕吐。

[配穴] 配内关治心痛、心悸。

[刺灸法] 斜刺0.5~0.8寸。

[穴性] 心包背俞穴。

63.心俞 Xīnshū

[释名] 与心相应，故名。

[定位] 在背部，当第5胸椎棘突下，旁开1.5寸。

[解剖] 有斜方肌、菱形肌，深层为最长肌；有第5肋间动、静脉后支；布有第5、第6胸神经后支的皮支，深层为第5、第6胸

神经后支外侧支。

[**功能**] 养血安神，宽胸止痛。

[**主治**]

神志病——癫狂，痫证，脏躁。

心、血脉病——心烦惊悸，心痛引背，胸心病，失眠健忘，盗汗梦遗。

经脉病——背脊挛痛，角弓反张。

[**配穴**]

配神门（俞原配穴）、三阴交——养血安神。

配丰隆、肝俞——祛痰除烦，安神定志。

配太溪、肾俞——补益心肾。

配巨阙、内关治心痛、惊悸。

配内关、神门治失眠、健忘。

[**穴位比较**]

通里——偏于治疗心实证和舌体、小肠病。

神门——既能治心实证，又能治心虚证。 ｝均治心系病。

心俞——偏治心阳不振，心血瘀阻之病。

[**刺灸法**] 斜刺0.5~0.8寸。

[**穴性**] 心之背俞穴。

64.督俞 Dūshū

[**释名**] 与督相应，故名。

[**定位**] 在背部，当第6胸椎棘突下，旁开1.5寸。

[**解剖**] 有斜方肌、背阔肌肌腱、最长肌；有第6肋间动、静脉后支，颈横动脉降支；布有肩胛背神经，第6、第7胸神经后支的内侧皮支，深层为外侧支。

[**功能**] 宽胸降逆，利气平喘.

[**主治**] 局部病——心痛胸闷，腹痛，寒热气喘。

［**配穴**］配内关治心痛、胸闷。

［**刺灸法**］斜刺0.5~0.8寸。

65.膈俞 Géshū

［**释名**］与膈相应，故名。

［**定位**］在背部，当第7胸椎棘突下，旁开1.5寸。

［**解剖**］在斜方肌下缘，有背阔肌、最长肌，布有第7肋间动、静脉后支；布有第7、第8胸神经后支的内侧皮支和外侧支。

［**功能**］调理营血，宽胸利膈。

［**主治**］

胸胁病——心痛胁痛，乳汁不畅。

经络病——脊背强痛，背肌挛急。

血证——咯血，吐血，血虚血瘀证。

气逆——呕吐呃逆，饮食不下，气喘咳嗽。

［**配穴**］

配三阴交、血海——大补营血，益脾摄血。

配内关、公孙——宽膈理气，降逆和胃。

配内关、足三里治呕吐、呃逆。

配足三里、血海、膏肓治贫血。

［**穴位比较**］

血海——对妇女血证疗效尤佳。

三阴交——对全身性血证效良。

膈俞——偏重于治慢性出血性疾病，偏治。

　　　　心、肝、肺三脏血证。

均治血证。

［**刺灸法**］斜刺0.5~0.8寸。

［**穴性**］八会穴之血会。

66.肝俞 Gānshū

[**释名**] 与肝相应，故名。

[**定位**] 在背部，当第9胸椎棘突下，旁开1.5寸。

[**解剖**] 在背阔肌、最长肌和髂肋肌之间；有第9肋间动、静脉后支；布有第9或第10胸神经后支的皮支，深层为第9胸神经后支外侧支。

[**功能**] 清利肝胆，息风明目。

[**主治**]

目疾——夜盲暴盲，目赤目眩，雀目近视，流泪证。

肝病——肝炎胁痛，黄疸胁痛。

经脉病——痿病，背痛强直，角弓反张。

神志病——癫狂，痫证。

血证——吐血，衄血。

[**配穴**]

配太冲（俞原配穴）。

配曲泉（合俞配穴）。

配期门（俞募配穴）。

配支沟、阳陵泉治胁痛。

配太冲治目眩。

[**刺灸法**] 斜刺0.5~0.8寸。

[**穴性**] 肝之背俞穴。

67.胆俞 Dǎnshū

[**释名**] 与胆相应，故名。

[**定位**] 在背部，当第10胸椎棘突下，旁开1.5寸。

[**解剖**] 在背阔肌，最长肌和腱肋肌之间；有第10肋间动、静脉后支；布有第10胸神经后支的皮支，深层为第10胸神经后支的外侧支。

［**功能**］清利湿热，调和脾胃。

［**主治**］胆病——黄疸口苦，舌干呕吐，咽痛，肋痛潮热。

［**配穴**］

配阳陵泉、太冲胆道疾病。

配章门治胁痛。

［**刺灸法**］斜刺0.5~0.8寸。

［**穴性**］胆之背俞穴。

68.脾俞 Pǐshū

［**释名**］与脾相应，故名。

［**定位**］在背部，当第11胸椎棘突下，旁开1.5寸。

［**解剖**］在背阔肌、最长肌和髂肋肌之间；有第11肋间动、静脉后支；布有第11胸神经后支的皮支，深层为第11胸神经后支肌支。

［**功能**］健脾利湿，和胃降逆。

［**主治**］

脾虚证——眩晕失眠，腹胀呕吐，腹泻脱肛，完谷不化。

脾虚失血证——崩漏，月经不调，便血。

痰饮病——咳嗽，水肿。

［**配穴**］

配太白（俞原配穴）。

配心俞、膈俞——摄血止血。

配足三里治腹胀便秘。

［**刺灸法**］斜刺0.5~0.8寸。

［**穴性**］脾之背俞穴。

69.胃俞 Wèishū

［**释名**］与胃相应，故名。

［**定位**］在背部，当第12胸椎棘突下，旁开1.5寸。

［**解剖**］在腰背筋膜、最长肌和髂肋肌之间；有肋下动、静脉后支；布有第12胸神经后支的皮支，深层为第12胸神经后支外侧支。

［**功能**］调中和胃，化湿消滞。

［**主治**］

胃腑病——胃脘痛，腹胀肠鸣，反胃呕吐，完谷不化，疳积，乳汁不足。

局部病——背痛挛急，胸胁痛。

［**配穴**］配中脘、梁丘治胃痛。

［**穴位比较**］

中脘：多治疗胃腑实证，多用于泻法，补之易于滞塞。｜均治胃
胃俞：多治疗胃腑虚证，多用于补法，补之不易滞塞。｜腑病。

［**刺灸法**］直刺0.5~0.8寸，可灸。

［**穴性**］胃之背俞穴。

70.三焦俞 Sānjiāoshū

［**释名**］与三焦相应，故名。

［**定位**］在腰部，当第1腰椎棘突下，旁开1.5寸。

［**解剖**］在腰背筋膜、最长肌和髂肋肌之间；有第1腰动、静脉后支；布有第10胸神经后支的皮支，深层为第1腰神经后支外侧支。

［**功能**］健脾化湿，通利三焦.

［**主治**］

水湿代谢病——呕吐泄泻，痢疾水肿，小便不利。

脾胃病——腹胀肠鸣，完谷不化 。

经络病——肩背拘急，腰脊强痛。

［**配穴**］

配气海、足三里治肠鸣、腹胀（脾虚）。

配小肠俞、下髎、章门治肠鸣腹胀（腑实）。

[**刺灸法**] 直刺0.8~1寸，可灸。

[**穴性**] 三焦之背俞穴。

71.肾俞 Shènshū

[**释名**] 与肾相应，故名。

[**定位**] 在腰部，当第2腰椎棘突下，旁开1.5寸。

[**解剖**] 在腰背筋膜、最长肌和髂肋肌之间：有第2腰动、静脉后支；布有第1腰神经后支的外侧支，深层为第1腰丛。

[**功能**] 补肾壮阳，祛湿充耳。

[**主治**]

泌尿、生殖病——遗尿遗精，癃闭，阳痿，不孕，淋证。

妇科病——月经病，带下病。

五官病——耳鸣，耳聋，脱发，夜盲。

经络病——肩背拘急，腰脊强痛，截瘫。

肾虚证——小便频数，腰膝酸痛，小便不利，水肿洞泄，喘咳少气。

[**配穴**]

配太溪（俞原配穴）。

配关元——温补肾阳。

配中极——温肾化气行水。

配太溪、三阴交治月经不调。

配翳风、耳门治耳鸣、耳聋。

配委中、太溪治肾虚腰痛。

配关元、三阴交治遗精。

可配足三里、合谷、太溪、听会治耳鸣。

[**刺灸法**] 直刺0.8~1寸，可灸。

[**穴性**] 肾之背俞穴。

72.大肠俞 Dàchángshū

[**释名**] 与大肠相应，故名。

[**定位**] 在腰部，当第4腰椎棘突下，旁开1.5寸。

[**解剖**] 在腰背筋膜、最长肌和髂肋肌之间；有第4腰动、静脉后支；布有第3腰神经皮支，深层为腰丛。

[**功能**] 通调腑气，化湿导滞。

[**主治**]

大肠病——腹痛腹胀，肠鸣泄泻，便秘痢疾。

经络病——腰脊疼痛。

[**配穴**]

配气海、足三里、支沟治便秘。

配次髎、天枢、上巨虚治小便不利。

[**穴位比较**]

天枢：治疗肠腑实证，多用泻法，有通肠祛浊之功效。 }
大肠俞：治疗肠腑虚证，多用补法，有增强肠腑功能之作用。 } 均治肠腑病。

[**刺灸法**] 直刺0.8~1寸，可灸。

[**穴性**] 大肠之背俞穴。

73.小肠俞 Xiǎochángshū

[**释名**] 与小肠相应，故名。

[**定位**] 在骶部，当骶正中嵴旁1.5寸，平第1骶后孔。

[**解剖**] 在骶髂肌起始部和臀大肌起始部之间；有骶外侧动、静脉后支的外侧支；布有第1骶神经后支外侧支、第5腰神经后支。

[**功能**] 调理下焦，通利膀胱。

[**主治**]

肠腑病——腹痛腹泻，痢疾。

泌尿生殖病——遗尿，尿血，遗精，白带。

经络病——疝气，腰腿痛。

［**配穴**］

配天枢、足三里、上巨虚、关元治腹胀、痢疾、便秘。

配肾俞、三阴交、三焦俞、关元、曲泉治泌尿系结石。

［**刺灸法**］直刺或斜刺0.8~1寸；灸3~7壮。

［**穴性**］小肠之背俞穴。

74.膀胱俞 Pángguāngshū

［**释名**］与膀胱相应，故名。

［**定位**］在骶部，当骶正中嵴旁1.5寸，平第2骶后孔，髂后上棘内缘下与骶骨间的凹陷中。

［**解剖**］在骶棘肌起部和臀大肌起部之间；有骶外侧动、静脉后支；布有臀中皮神经分支。

［**功能**］清利下焦，调理经血。

［**主治**］

泌尿生殖病——小便赤涩，遗精遗尿，阴部肿痛生疮，月经不调。

经络病——腰脊疼痛。

［**配穴**］配肾俞治小便不利。

［**穴位比较**］

五脏俞募配穴功能比较：俞募都有调整脏腑功能的作用，但背俞穴较募穴应用广泛，效果好。五官、五体（皮、肉、筋、骨、脉）的病症，也可选用背俞穴治疗。

［**刺灸法**］直刺或斜刺0.8~1.2寸。

［**穴性**］膀胱之背俞穴。

75.次髎 Cìliáo

［**释名**］穴在第2骶后孔，故名。

［**定位**］在骶部，当髂后上棘内下方，适对第 2 骶后孔处。

［**解剖**］在臀大肌起始部；当骶外侧动、静脉后支处；为第 2 骶神经后支通过处。

［**功能**］调经活血，理气止痛。

［**主治**］

冲任病——月经不调，痛经，赤白带下，阴挺滞产，遗精。

二便病——小便不利，遗尿癃闭，肛裂便血，脱肛。

经络病——下肢痿痹，疝气，腰脊疼痛。

［**配穴**］

配三阴交、中极、肾俞治遗尿。

配血海治痛经。

配下肢穴位治下肢病。

内脏病变配脏腑相关穴位。

［**刺灸法**］直刺 1~1.5 寸。

76. 承扶 Chéngfú

［**释名**］承指承受，扶指支持。是穴位于大腿根部，承受支持人体重力，故名。

［**定位**］在大腿后面，臀横纹正中。

［**解剖**］在臀大肌下缘；有坐骨神经伴行的动、静脉；布有股后皮神经，深层为坐骨神经。

［**功能**］通利腰腿，消痔止泻。

［**主治**］经络病——腰骶臀股部疼痛，痔疾。

［**配穴**］配委中治腰骶疼痛。

［**刺灸法**］直刺 1~2 寸。

77. 委阳 Wěiyáng

［**释名**］委指委中穴，阳指外侧。是穴位于委中外侧，故名。

［**定位**］在腘横纹外侧端，当股二头肌腱的内侧。

［**解剖**］在股二头肌腱内侧；有膝上外侧动、静脉；布有股后皮神经，正当腓总神经处。

［**功能**］疏利膀胱，通经活络。

［**主治**］

膀胱病——小便不利，淋浊遗尿。

通路病——腰脊强痛，腿足挛痛。

［**配穴**］配三焦俞、肾俞治小便不利。

［**刺灸法**］直刺1~1.5寸。

［**穴性**］手少阳三焦经下合穴。

78.委中 Wěizhōng

［**释名**］委指弯曲，屈膝肘于其中间定位，故名。

［**定位**］在腘横纹中点，当股二头肌腱与半腱肌肌腱的中间。

［**解剖**］在腘窝正中，有腘筋膜；皮下有股腘静脉，深层内侧为腘静脉，最深层为腘动脉，布有股后皮神经，正当胫神经处。

［**功能**］强壮腰膝，舒筋通脉，凉血解毒。

［**主治**］

皮肤病——疔疮疖肿，瘙痒证。

瘀血热毒病——霍乱疟疾，丹毒。

通路病——腰痛不可俯仰，腘筋挛急，下肢痿痹，半身不遂。

［**配穴**］

配大肠俞治腰痛。

配昆仑治腰腿痛。

配肾俞、腰阳关治腰痛。

配膈俞（放血）治丹毒。

［**刺灸法**］直刺1~1.5寸，或用三棱针点刺腘静脉出血。

［**穴性**］足太阳经所入为"合"（土）穴；足太阳经下合穴。

79. 膏肓 Gāohuāng

[**释名**] 病症隐深难治，称为病入膏肓。是穴能治虚损重症，故名。

[**定位**] 在背部，当第4胸椎棘突下，旁开3寸。

[**解剖**] 在肩胛骨脊柱缘，有斜方肌、菱形肌，深层为髂肋肌；有第4肋间动、静脉背侧支及颈横动脉降支；布有第3、4胸神经后支。

[**功能**] 补肺健脾，培补肾元。常灸此穴有保健作用。

[**主治**]

虚劳——肺痨咳喘日久，体弱久病，吐血盗汗，完谷不化，遗精健忘。

经络病——肩胛背痛。

[**配穴**] 配尺泽、肺俞治咳喘。

[**刺灸法**] 斜刺0.5~0.8寸，可灸。

80. 譩譆 Yìxǐ

[**释名**] 在取该穴时，压按本穴令病者呼出之声也，故名。

[**定位**] 在背部，当第6胸椎棘突下，旁开3寸。

[**解剖**] 在斜方肌外缘，有髂肋肌；有第6肋间动、静脉背侧支；布有第5、6胸神经后支。

[**功能**] 散风行气，活血通络。

[**主治**] 通路病——咳嗽气喘，疟疾热病，肩背痛。

[**配穴**] 配大椎、肩外俞治肩背痛。

[**刺灸法**] 斜刺0.5~0.8寸。

81. 志室 Zhìshì

[**释名**] 肾藏志，穴在肾俞旁，故名。

[**定位**] 在腰部，当第2腰椎棘突下，旁开3寸。

[**解剖**] 有背阔肌、髂肋肌；有第2腰动、静脉背侧支；布有

第12胸神经后支外侧支，第1腰神经外侧支。

[功能] 补肾益精，利尿渗湿。

[主治]

肾虚病——遗精阳痿，小便淋沥，阴痛下肿，水肿。

经络病——腰脊强痛。

[配穴] 配命门治遗精。

[刺灸法] 直刺0.8~1寸，可灸。

82.秩边 Zhìbiān

[释名] 秩指序，排列；边指旁，为远之意。该经背部诸穴依次排列，正当最下边，故名。

[定位] 在臀部，平第4骶后孔，骶正中嵴旁开3寸。

[解剖] 有臀大肌，在梨状肌下缘；正当臀下动、静脉深层；当臀下神经及股后皮神经，外侧为坐骨神经。

[功能] 强壮腰脊，调理下焦。

[主治]

经络病——腰骶痛，下肢痿痹。

二阴病——二便不利，阴痛，便秘痔疾。

[配穴] 配委中、大肠俞治腰腿疼痛。

[刺灸法] 直刺1.5~3寸，可灸。

83.承山 Chéngshān

[释名] 承指承接，山指腓肠肌之隆起处。是穴在腓肠肌肌腹下端凹陷处，形若山谷，故名。

[定位] 在小腿后面正中，委中与昆仑之间，当伸直小腿或足跟上提时腓肠肌肌腹下出现尖角凹陷处。

[解剖] 在腓肠肌两肌腹交界下端；有小隐静脉，深层为股后动、静脉；布有腓肠内侧皮神经，深层为腓神经。

[功能] 舒筋活络，通肠疗痔。

［**主治**］

肛门病——痔疾，便秘，肛裂便血。

经络病——腰腿拘急转筋疼痛，足下垂，足内翻，下肢疼痛

承山疗肛门病的依据：足太阳经别自腨至腘，别入于肛，向内属于膀胱，承山通过这个经别，治疗痔疾及一切肛门疾患。

［**配穴**］配大肠俞治痔疾。

［**刺灸法**］直刺1~2寸。

84.飞扬 Fēiyáng

［**释名**］飞扬为飘扬意，意指足太阳膀胱络别向足少阴，故名。

［**定位**］在小腿后面，外踝后，昆仑直上7寸，承山穴外下方1寸处。

［**解剖**］有腓肠肌及比目鱼肌；布有腓肠外侧皮神经。

［**功能**］散风解表，通络止痛。

［**主治**］经络病——头痛目眩，腰腿疼痛，痔疾。

［**配穴**］配委中治腿痛。

［**刺灸法**］直刺1~1.5寸。

［**穴性**］足太阳经络穴。

85.昆仑 Kūnlún

［**释名**］原为山名，形容外踝高起，穴在其后，故名。

［**定位**］在足部外踝后方，当外踝尖与跟腱之间的凹陷处。

［**解剖**］有腓骨短肌；有小隐静脉及外踝后动、静脉；布有腓肠神经。

［**功能**］强腰补肾，解肌通络。

［**主治**］

通路病——头痛项强，目眩，肩背拘急，腰骶疼痛，落枕。

局部病——脚跟肿痛，足下垂，内外翻。

产科病——滞产难产。

[配穴]

配风池治头痛、目眩。

配曲泉、飞扬、前谷、少泽、通里治头痛眩晕。

配申脉、太冲治腿足红肿。

[刺灸法] 直刺0.5~0.8寸。

[禁忌]《针灸大成》言该穴"妊妇刺之落胎"。

[穴性] 足太阳经所行为"经"（火）穴。

86.至阴 Zhìyīn

[释名] 经脉由此从足太阳下至少阴，故名。

[定位] 在足小趾末节外侧，距趾甲角0.1寸。

[解剖] 有趾背动脉及趾跖侧固有动脉形成的动脉网；布有趾跖侧固有神经及足背外侧皮神经。

[功能] 疏通血脉，祛风明目。

[主治]

经络病——头痛，目痛目翳，鼻塞鼻衄。

胎产病——胞衣不下，滞产，胎位不正，难产。

[配穴] 配太冲、百会治头痛。

[刺灸法] 浅刺0.1寸；胎位不正用灸法。

[穴性] 本经终止穴，足太阳经所出为"井"（金）穴。

八、足少阴肾经

87.涌泉 Yǒngquán

[释名] 原意指地下出水，出处为涌，此穴位于足心，是肾经井穴，为脉气的出所，因而得名。

[定位] 在足底部，卷足时足前部凹陷处，约当第2、3趾趾缝纹头端与足跟连线的前1/3与后2/3交点上。

［解剖］有指短屈肌腱、指长屈肌腱、第2蚓状肌，深层为骨间肌；有来自胫前动脉的足底弓；布有足底内侧神经支。

［功能］滋阴清热，除烦宁神。

［主治］

神志病——闭证，厥证，癫狂，痫证，小儿惊风，昏厥。

经络病——头项痛，头晕眼花，咽喉痛，舌干失音。

局部病——足趾拘急，疼痛麻木，足心热。

［配穴］

配然谷治喉痹。

配阴陵泉治热病挟脐急痛、胸胁满。

配水沟、照海治癫痫。

配太冲、百会治头项痛。

配少商、合谷治咽喉肿痛。

配水沟、百会治昏厥休克、癫痫。

［刺灸法］直刺0.5~0.8寸；可灸。

［穴性］本经起始穴，足少阴经所出为"井"（木）穴。

88.太溪 Tàixī

［释名］太指大，"溪"与"谿"通，指山间的流水。山谷通于溪，而溪通百川，言肾水出于涌泉，通过然谷，至此聚流而成大溪之意。

［定位］在足内侧，内踝后方，当内踝尖与跟腱之间的凹陷处。

［解剖］有胫后动、静脉；布有小腿内侧皮神经，当胫神经之经过处。

［功能］滋补下焦，调理冲任，清肺止嗽。

［主治］

肾虚证——头晕头痛，失眠健忘，咳嗽气喘，胸痛咯血，耳鸣耳聋，目眩牙痛，消渴遗尿，水肿虚劳。

妇科病——月经不调，不孕症，习惯性流产，阴挺。

男科病——遗精阳痿。

经络病——腰脊酸痛，咽喉肿痛，下肢厥冷。

局部病——足下垂，足内翻，内踝足跟肿痛。

[**配穴**]

配肾俞（俞原配穴）。

配关元——温补肾阳，填充精血。

配复溜——壮水之主，以制阳光。

配然谷主治热病烦心、多汗。

配支沟、然谷治心痛如锥刺。

配神门、三阴交治失眠多梦。

配少泽治咽痛、牙痛。

[**刺灸法**]直刺0.5~0.8寸；可灸。

[**穴性**]足少阴经所注"输"（土）穴、原穴。

89.照海 Zhàohǎi

[**释名**]照，为光及之象，照耀之意；海，为水归聚处，故名。

[**定位**]在足内侧，内踝尖下方凹陷处。

[**解剖**]在拇趾外展肌止点；后方有胫后动、静脉；布有小腿内侧皮神经，深部为胫神经本干。

[**功能**]调经和营，利咽止痛。

[**主治**]

妇科病——月经不调，痛经带下，阴挺阴痒。

经络病——咽痛，目赤肿痛，疝气，足跟痛。

神志病——不寐，嗜卧，惊恐不宁，痫证。

[**配穴**]

配列缺、天突、太冲、廉泉治咽喉病症。

配神门、风池、三阴交治阴虚火旺之失眠症。

配支沟治便秘。

配阴交、曲泉、气海、关元治疝气。

[**刺灸法**] 直刺0.5~0.8寸；可灸。

[**穴性**] 八脉交会穴——通阴跷脉。

90.复溜 Fùliū

[**释名**] 重反为复，水流很急为溜。肾脉至太溪非直上而复从内踝后2寸而溜于此，故名。

[**定位**] 在小腿内侧，内踝高点上2寸，跟腱的前方。

[**解剖**] 在比目鱼肌下端移行于跟腱处之内侧；前方有胫后动、静脉；布有腓肠内侧皮神经，小腿内侧皮神经，深层为胫神经。

[**功能**] 滋肾强腰，疏利下焦。

[**主治**]

肾虚证——失眠盗汗，消渴身热。

通路病——腰痛截瘫，下肢痹痛肿胀。

局部病——足内翻，足外翻，足痿，足跟痛。

水湿病——泄泻肠鸣，水肿腹胀。

[**配穴**]

配尺泽、内庭——滋阴润燥。

配肝俞、曲泉——补益肝肾。

配太渊、肺俞——补益肺肾。

配后溪、阴郄治盗汗不止。

配中极、阴谷治癃闭。

配丰隆、大都治四肢水肿。

泻合谷补复溜治多汗。

补合谷泻复溜治无汗或少汗。

[**穴位比较**]

肾俞：补肾气。

太溪：既补肾气，又滋肾阴。

复溜：滋肾阴。

[**刺灸法**] 直刺0.8~1寸；可灸。

[**穴性**] 足少阴经"经"（金）穴。

91.大赫 Dàhè

[**释名**]"赫"为强盛、显赫之意，或作阴气之盛解。穴属肾经，内临子宫，妇女妊娠后此处突起，显而易见，故名。

[**定位**] 在下腹部，当脐中下 4 寸，前正中线旁开0.5寸。

[**解剖**] 在腹内、外斜肌腱膜，腹横肌腱膜及腹直肌中；有腹壁下动、静脉肌支；布有第12肋间神经及髂腹下神经。

[**功能**] 补益肾气，调理胞宫。

[**主治**]

妇科病——月经不调，痛经阴挺，阴部痛，带下，不妊。

男科病——遗精阳痿。

[**配穴**]

配阴交、肾俞、带脉、大敦、中极治阳痿遗精、带下。

配命门、肾俞、志室、中极、关元治男科病、不育症。

[**刺灸法**] 直刺0.8~1.2寸；可灸。

[**穴性**] 冲脉、足少阴会穴。

九、手厥阴心包经

92.曲泽 Qūzé

[**释名**] 曲为弯曲，泽为溶泽，较池浅而广。是穴位于肘弯处，形似浅池，微曲其肘始得其穴，故名。

[**定位**] 在肘横纹中，当肱二头肌腱的尺侧缘。

[**解剖**] 在肱二头肌腱的尺侧；当肱动、静脉处；布有正中神

经的本干。

[功能] 降逆止呕，清营活血。

[主治]

神志病——狂证，厥证，癔症。

心系病——心痛心悸，善惊心烦。

血脉病——丹毒，静脉炎。

胃肠病——胃痛，呕吐。

通路病——肘臂挛痛，上肢颤动。

[配穴]

配神门、鱼际治呕血。

配内关、大陵治心胸痛。

配大陵、心俞、厥阴俞治心悸、心痛。

配少商、尺泽、曲池治疗肘臂挛急、肩臂痛。

配委中合称四弯穴，放血可凉血泄热，行血祛瘀。

[穴位比较]

委中：清热降火，消散腰背下肢、膝窝部瘀血、疮疡、疖肿。

曲泽：清心安神，消散胸壁上肢、肘部瘀血、疮疡、疖肿。

[刺灸法] 直刺0.8~1寸，或用三棱针刺血；可灸。

[穴性] 手厥阴经所入为"合"（水）穴。

93.郄门 Xìmén

[释名] 是穴为本经郄穴，位于两经相夹分肉相对之处如门状，故名。

[定位] 在前臂掌侧，当曲泽与大陵的连线上，腕横纹上5寸，掌长肌腱与桡侧腕屈肌腱之间处。

[解剖] 在桡侧腕屈肌腱与掌长肌腱之间，有指浅屈肌，深部为指深屈肌；有前臂正中动、静脉，深部为前臂掌侧骨间动、静脉；布有前臂内侧皮神经，其下为正中神经，深层有前臂掌侧骨间

神经。

[**功能**] 安神宁心，清营凉血。

[**主治**]

心系病——心痛胸痛，心悸心烦。

神志病——癫疾。

血证——咯血，呕血，衄血。

热病——疔疮，疟疾。

[**配穴**]

配大陵止咯血。

配曲泽、大陵治心痛。

配梁丘、足三里、太冲治呕吐。

配内关治急性缺血性心肌损伤。

配大椎、后溪治癫痫。

配大椎、陶道治疟疾。

[**刺灸法**] 直刺0.5~1寸；可灸。

[**穴性**] 手厥阴经郄穴。

94.内关 Nèiguān

[**释名**] 穴属心包络而通阴维，擅治胸、心、胃病，经手臂内侧而当关脉之旁，故名。

[**定位**] 在前臂掌侧，腕横纹上2寸，掌长肌腱与桡侧腕屈肌腱之间。

[**解剖**] 在桡侧腕屈肌腱与掌长肌腱之间，有指浅屈肌，深层为指深屈肌；有前臂正中动、静脉，深层为前臂掌侧骨间动、静脉；布有前臂内侧皮神经，下为正中神经掌皮支，最深层为前臂掌侧骨间神经。

[**功能**] 宽胸安神，和胃降逆，清热除烦。

[**主治**]

心系病——心痛心悸，胸痛。

神志病——失眠，癫狂，痫证，郁证，脏躁。

胃肠病——胃痛，呕吐呃逆。

中风病——偏瘫，眩晕。

经络病——偏头痛，肘臂挛痛。

[**配穴**]

配公孙治胃、心、胸病变。

配膻中——理气宽胸。

配公孙治胃痛。

配膈俞治胸满肢肿。

配中脘、足三里治胃脘痛、呕吐、呃逆。

配外关、曲池治上肢不遂、手震颤。

配悬厘治偏头痛。

配建里除胸闷。

配灵道、心俞治心绞痛。

配水沟、足三里治休克。

[**穴位比较**]

间使：偏于行气导滞，广泛用于气滞脉络
　　　之病变，长于截疟、退热。
内关：偏于通畅心络，治疗心络瘀阻之病变，
　　　长于治疗神志病

}　行气散滞，通畅心络。

[**刺灸法**] 直刺0.5~1寸，可灸。

[**穴性**] 手厥阴"络"穴；八脉交会穴——通阴维脉。

95.大陵 Dàlíng

[**释名**] 高处称陵，本穴在腕骨（月骨）隆起处的后方，大与太意同，故名。

[**定位**] 在腕掌横纹的中点处，当掌长肌腱与桡侧腕屈肌腱之间。

[**解剖**] 在掌长肌腱与桡侧腕屈肌腱之间，有拇长屈肌和指深屈肌腱；有腕掌侧动、静脉网；布有前臂内侧皮神经，正中神经掌皮支，深层为正中神经本干。

[**功能**] 清心宁神，和胃宽胸。

[**主治**]

神志病——惊悸，癫狂，痫证，嬉笑不休。

心血脉病——心悸，心痛，癔症。

胃肠病——胃痛，呕吐。

经络病——胸胁痛，腕关节疼痛，腕下垂，痹证。

[**配穴**]

配心俞、膈俞——通心络行瘀血。

配水沟、间使、心俞、丰隆治癫、狂、痫、惊悸。

配内关、曲泽治心胸疼痛。

配劳宫治心绞痛、失眠。

配外关、支沟治腹痛、便秘。

配丰隆——导痰开窍。

[**穴位比较**]

①大陵：偏于治心火壅盛、痰火扰心、心络瘀阻病症，多用泻法。

　神门：既治心实证，还可疗心气不足、心血亏虚之虚证，虚补实泻。

②内关：多通畅心络、和胃宽胸，治疗胸胁胃腹、心包及神志病。

　大陵：多清心安神通络，治神志病及病位在心、舌络的疾患。

[**刺灸法**] 直刺0.3~0.5寸；可灸。

［**穴性**］手厥阴经所注为"输"（土）穴；原穴。

96.劳宫 Láogōng

［**释名**］劳者劳动，宫为要所，有中央之意。因手掌经劳而不倦，穴当掌中，故名。

［**定位**］在手掌心，当第2、3掌骨之间偏于第3掌骨，握拳屈指的中指尖处。

［**解剖**］在第2、3掌骨间，下为掌腱膜，第2蚓状肌及指浅、深屈肌腱，深层为拇指内收肌横头的起端，有骨间肌；有指掌侧总动脉；布有正中神经的第2指掌侧总神经。

［**功能**］清心凉血，化痰安神。

［**主治**］

神志病——中风昏迷，中暑，癫狂，痫证。

心系病——心痛心悸。

热病——口疮，口臭，吐血。

儿科病——鹅掌风。

［**配穴**］

配后溪治三消、黄疸。

配涌泉治五般痫。

配少泽、三间、太冲治口腔炎。

配合谷治手颤。

［**刺灸法**］直刺0.3~0.5寸；可灸。

［**穴性**］手厥阴经所溜为"荥"（火）穴。

十、手少阳三焦经

97.中渚 Zhōngzhǔ

［**释名**］水中沙洲曰渚，从液门上行两骨之间，若"江中之有

渚而居其中"，故名。

[**定位**] 在手背部，当环指本节（掌指关节）的后方，液门后1寸，第4、5掌骨间凹陷处。

[**解剖**] 有第4骨间肌；皮下有手背静脉网及第4掌背动脉；布有来自尺神经的手背支。

[**功能**] 清解头目，疏风散热。

[**主治**]

五官病——目赤目痛，结膜炎，喉痹，耳鸣耳聋。

经络病——头痛，肩背肘臂酸痛，上肢痛，手臂红肿不能屈伸，脊臂痛。

[**配穴**]

配听宫、翳风治耳鸣、耳聋。

配太白治大便难。

配支沟、内庭治嗌痛。

配率谷、头维治偏头痛。

[**刺灸法**] 直刺0.3~0.5寸；可灸。

[**穴性**] 手少阳经所注为"输"（木）穴。

98.阳池 Yángchí

[**释名**] 腕背凹陷似池，穴属阳经，故名。

[**定位**] 在腕背横纹中，当指总伸肌腱的尺侧缘凹陷处。

[**解剖**] 皮下有手背静脉网，第4掌背动脉；布有尺神经手背支及前臂背侧皮神经末支。

[**功能**] 疏解少阳，通利三焦。

[**主治**]

经络病——耳聋，腕痛，肩臂痛。

热病——疟疾，消渴，口干，流感，咽痛。

［配穴］

配合谷、尺泽、曲池、中渚治手臂拘挛。

配脾俞、胃俞、足三里治糖尿病。

［刺灸法］直刺0.3~0.5寸。

［穴性］手少阳经"原"穴。

99.外关 Wàiguān

［释名］与内关相对，故名。

［定位］在前臂背侧，当阳池与肘尖的连线上，腕背横纹上2寸，尺骨与桡骨之间。

［解剖］在桡骨与尺骨之间，指总伸肌与拇长伸肌之间，屈肘俯掌时则在指总伸肌的桡侧；深层有前臂骨间背侧动脉和掌侧动、静脉；布有前臂背侧皮神经，深层有前臂骨间背侧及掌侧神经。

［功能］散风解表，通经活络。

［主治］

五官病——耳聋耳鸣，咽炎，疟腮，目疾。

外感病——感冒，发热。

经络病——头痛，颊痛，胁痛，肩背痛，肘臂屈伸不利、麻木拘挛，手指疼痛，手颤，腕下垂。

［配穴］

配临泣——主治耳、目、颈项部病。

配大椎——解表退热。

配足临泣治颈项强痛、肩背痛。

配大椎、曲池治外感热病。

配阳陵泉治胁痛。

［刺灸法］直刺0.5~1寸；可灸。

［穴性］手少阳"络"穴；八脉交会穴——通阳维脉。

100.支沟 Zhīgōu

[**释名**] 支通肢，狭窄为沟，穴在上肢背面两股两筋之间，故名。

[**定位**] 在前臂背侧，当阳池与肘尖的连线上，腕背横纹上3寸，尺骨与桡骨之间。

[**解剖**] 在桡骨与尺骨之间，指总伸肌与拇长伸肌之间，屈肘俯掌时则在指总伸肌的桡侧；深层有前臂骨间背侧和掌侧动、静脉；布有前臂背侧皮神经，深层有前臂骨间背侧及掌侧神经。

[**功能**] 疏解三焦，通利胸胁。

[**主治**]

五官病——暴喑，耳聋耳鸣。

胃肠病——呕吐，便秘，胆囊炎。

妇科病——闭经，产后血晕。

经络病——头痛，肩背酸痛，胁肋痛，落枕，痹证。

[**配穴**]

配天枢治大便秘结。

配双侧支沟治急性腰扭伤、胁痛。

配天窗、扶突、曲鬓、灵道治暴喑。

配太溪、然谷治心痛。

配日月、阳陵泉治肋间神经痛。

[**刺灸法**] 直刺0.5~1寸；可灸。

[**穴性**] 手少阴经所行为"经"（火）穴。

101.天井 Tiānjǐng

[**释名**] 穴当肘上1寸，上部为天，凹陷如井，故名。

[**定位**] 在臂外侧，屈肘时，尺骨鹰嘴后上方凹陷中，当肘尖直上1寸凹陷处。

[**解剖**] 在肱骨下端后面鹰嘴窝中，有肱三头肌腱；肘关节动、

静脉网；布有臂背侧皮神经和桡神经肌支。

［**功能**］宽胸理气，通经活络。

［**主治**］

神志病——癫狂，痫证。

肺系病——咳嗽痰多，咯血，喉痛。

心胸病——胸痛，心悸心痛。

经络病——颈项、胁肋、上肢痛，偏头痛，耳鸣耳聋。

其他病——瘰疬，瘿气，荨麻疹。

［**配穴**］

配率谷治偏头痛。

配天突治瘿气。

配巨阙、心俞治精神恍惚。

配臂臑治瘰疬、瘾疹。

配曲池、血海治荨麻疹。

配少海治淋巴结结核。

［**刺灸法**］直刺0.5~1寸；可灸。

［**穴性**］手少阳经所入为"合"（土）穴。

102.肩髎 Jiānliáo

［**释名**］骨节空隙处为髎，穴在肩部骨隙处，故名。

［**定位**］在肩部，肩髃后方，当臂外展时，于肩峰后下方呈现凹陷处。肩井与曲垣连线中点，肩胛骨上角取穴。

［**解剖**］在三角肌中；有旋肱后动脉；布有腋神经的肌支。

［**功能**］祛风通络，调和气血。

［**主治**］

经络病——肩臂痛，肩重不能举，颈项强痛。

心胸病——胸中烦满。

［**配穴**］

配天宗、曲垣治疗肩背疼痛。

配肩井、天池、养老治上肢不遂。

治肩周炎可配穴条口。

［**刺灸法**］直刺0.5~1寸；可灸。

［**穴性**］手少阳经、阳维脉交会穴。

103.翳风 Yìfēng

［**释名**］翳原指羽扇，与耳形相似，耳垂又似屏障可以遮掩，风指风邪，故名。

［**定位**］在耳垂后方，当乳突与下颌角之间的凹陷处。

［**解剖**］有耳后动、静脉，颈外浅静脉；布有耳大神经，深部为面神经干从颅骨穿出处。

［**功能**］疏风泻热，通窍聪耳。

［**主治**］

头面疾病——耳鸣耳聋，口眼㖞斜，牙关紧闭，颊肿，瘰疬，面痛，疟腮，颞下颌关节紊乱。

五官病——齿痛喑哑，耳聋耳鸣，咽痛。

［**配穴**］

配地仓、承浆、水沟、合谷治口噤不开。

配耳门、听宫治耳鸣耳聋。

［**刺灸法**］直刺0.8~1寸；可灸。

［**穴性**］手、足少阳经交会穴。

104.角孙 Jiǎosūn

［**释名**］角指耳上角，孙指孙络，意指耳上角处之络，故名。

［**定位**］在头部，折耳廓向前，当耳尖直上入发际处。

［**解剖**］有耳上肌；颞浅动、静脉耳前支；布有耳颞神经分支。

［**功能**］清热散风，通经活络。

［**主治**］头面疾病——耳部肿痛，目赤肿痛，目翳，齿痛，唇燥，头痛。

［**配穴**］

率谷透角孙配足临泣治眩晕。

配小海治牙龈痛。

配肝俞、球后治视神经炎。

［**刺灸法**］平刺0.3~0.5寸，可灸。

［**穴性**］手少阳、足少阳、手阳明经交会穴。

105.丝竹空 Sīzúkōng

［**释名**］丝竹指眉毛，空指孔窍。是穴位于眉端细稍外之凹陷，故名。

［**定位**］在面部，当眉毛外端凹陷处。

［**解剖**］有眼轮匝肌；颞浅动、静脉额支；布有面神经颧眶支及耳颞神经分支。

［**功能**］散风止痛，清火明目。

［**主治**］

头面疾病——头痛目眩，目赤痛，眼睑跳动，齿痛。

神志病——癫痫。

［**配穴**］配丝竹空止牙痛。

［**刺灸法**］平刺0.5~1寸。

十一、足少阳胆经

106.瞳子髎 Tóngzǐliáo

［**释名**］骨之郄为"髎"，穴当瞳子外方，眶骨外凹陷中，故名。

［**定位**］在面部，目外眦旁，当眶外侧缘处。

［**解剖**］有眼轮匝肌，深层为颞肌；当颧眶动、静脉分布处；布有颧面神经和颧颞神经，面神经的额颞支。

［**功能**］疏风清热，清脑明目。

［**主治**］

目疾——目痛目赤，怕光羞明，迎风流泪，远视不明，内障目翳。

经络病——面瘫，头痛。

［**配穴**］

配合谷、临泣、睛明治目生内障。

配少泽治妇人乳肿。

配养老、肝俞、光明、太冲治疗视物昏花。

［**刺灸法**］向后刺或斜刺0.3~0.5寸；或用三棱针点刺出血。

［**穴性**］手太阳、手少阳、足少阳经交会穴。

107.率谷 Shuàigǔ

［**释名**］率有循之意，两山之间为谷，取穴当循按耳上入发际1.5寸。是穴在天盖骨（顶骨）、颞颥骨（颞骨）、鬓蝶骨（蝶骨大翼）三骨交接之凹陷处，故名。

［**定位**］在头部，当耳尖直上入发际1.5寸，角孙直上方。

［**解剖**］在颞肌中；有颞动、静脉顶支；布有耳颞神经和枕大神经会合支。

［**功能**］祛散风热，通利胸膈。

［**主治**］

风证——头痛，眩晕呕吐。

神志病——小儿惊风。

［**配穴**］

配印堂、太冲、合谷治小儿急慢惊风、眩晕、耳鸣。

配合谷、足三里治流行性腮腺炎。

配太冲治眩晕。

配头维、天牖治偏头痛。

[**刺灸法**] 平刺0.5~1寸；可灸。

[**穴性**] 足少阳与足太阳经交会穴。

108.阳白 Yángbái

[**释名**] 白有光明之意，五阳化气显现于天庭之间，且两眉之上首当天阳之气，其处光润明洁，故名。

[**定位**] 目正视，当瞳孔直上，眉上1寸。

[**解剖**] 在额肌中；有额动、静脉外侧支；布有额神经外侧支。

[**功能**] 祛风清热，益气明目。

[**主治**] 目疾——目痛目眩，外眦疼痛，雀目，视物模糊，眼睑瞤动。

[**配穴**]

配太阳、睛明、鱼腰治目赤肿痛、视物昏花、上睑下垂。

配风池、睛明治眼病。

配太阳、牵正、颊车治面瘫。

[**刺灸法**] 平刺0.5~0.8寸。

[**穴性**] 足少阳经与阳维脉交会穴。

109.头临泣 Tóulínqì

[**释名**] 临指从上而下，泣指流泪。穴位于头部目上方且主治目疾，故名。

[**定位**] 目正视，当瞳孔直上入前发际0.5寸，神庭与头维连线的中点处。

[**解剖**] 在额肌中；有额动、静脉；布有额神经内、外支会合支。

[**功能**] 清脑明目，宣通鼻窍。

［**主治**］

目疾——目眩，目赤痛，目翳流泪。

鼻疾——鼻塞鼻渊。

头面病——头痛，耳聋。

神志病——小儿惊痫，热病。

［**配穴**］

配阳谷、腕骨、申脉治风眩。

配肝俞治白翳。

配大椎、腰奇、水沟、十宣治中风昏迷癫痫。

配大椎、间使、胆俞、肝俞治疟疾。

配合谷治头痛。

配头维、承泣治眼病。

［**刺灸法**］平刺0.5~0.8寸。

［**穴性**］足少阳、足太阳经与阳维脉交会穴。

110.风池 Fēngchí

［**释名**］穴在项旁凹陷处如"池"，风邪易入，主治一切"风"，故名。

［**定位**］在项部，当枕骨之下，与风府相平，胸锁乳突肌与斜方肌上端之间的凹陷处。

［**解剖**］在胸锁乳突肌与斜方肌上端附着部之间的凹陷中，深层为头夹肌；有枕动、静脉分支；布有枕小神经之支。

［**功能**］醒脑开窍，疏风清热，活血通经，明目益聪。

［**主治**］

内风病症——中风，头痛眩晕，气闭。

外风病症——口眼㖞斜，感冒，疟疾热病，瘿气。

五官病——目赤肿痛，眼睑下垂，目泪出，夜盲，鼻渊，鼻塞鼻衄，耳鸣耳聋。

神志病——癫痫，癔症。

局部病——颈项强痛，项部扭伤、拘急。

[**配穴**]

配合谷、丝竹空治偏正头痛。

配脑户、玉枕、风府、上星治目痛不能视。

配百会、太冲、水沟、足三里、十宣治中风。

配太阳、太冲、合谷治头痛、眩晕。

配关冲、液门、商阳治热病汗不出。

配迎香、水沟治口眼㖞斜。

[**刺灸法**] 针尖微下，向鼻尖斜刺0.8~1.2寸，或平刺透风府穴。此穴深部中间为延髓，必须严格掌握针刺的角度与深度。

[**穴性**] 足少阳经与阳维脉交会穴。

111.肩井 Jiānjǐng

[**释名**] 位于肩上凹陷处，故名。

[**定位**] 在肩上，前直乳中，当大椎与肩峰端连线的中点上。

[**解剖**] 有斜方肌，深层为肩胛提肌与冈上肌；有颈横动、静脉分支；布有腋神经分支，深层上方为桡神经。

[**功能**] 通经活络，豁痰开窍。

[**主治**] 本穴为治疗乳腺炎特效穴。

经络病——肩背痹痛，手臂不举，颈项强痛，上肢不遂，瘰疬。

妇产科疾病——难产，乳痈，乳癖，乳汁不下。

[**配穴**]

配足三里、阳陵泉治脚气酸痛。

配合谷、三阴交治难产。

配肩髎、肩髃、曲池治肩周炎。

配乳根、足三里治乳腺炎。

［**刺灸法**］直刺0.5~0.8寸。此穴深部为肺尖，不可深刺，以免造成气胸。

［**禁忌**］孕妇禁针。

［**穴性**］手少阳、足少阳经与阳维脉交会穴。

112. 日月 Rìyuè

［**释名**］穴属胆募，胆主决断，决断务求其明，明字为"日""月"之组合，故名。

［**定位**］在上腹部，当乳头直下，第7肋间隙，前正中线旁开4寸。

［**解剖**］有肋间内、外肌，肋下缘有腹外斜肌腱膜、腹内斜肌、腹横肌；有肋间动、静脉；布有第7或第8肋间神经。

［**功能**］疏肝利胆，化湿和中。

［**主治**］肝胆犯胃病——胁肋疼痛，胀满，呕吐吞酸，呃逆，黄疸。

［**配穴**］

配胆俞治胆虚。

配内关、中脘治呕吐、纳呆。

配期门、阳陵泉治胆石症。

配支沟、丘墟治胁胀痛。

配胆俞、腕骨治黄疸。

配期门、阳陵泉治胆囊炎。

配内关治膈肌痉挛。

［**刺灸法**］斜刺或平刺0.5~0.8寸。

［**穴性**］足少阳经之募穴。足少阳、足太阴经交会穴。

113. 京门 Jīngmén

［**释名**］京指京都，意指重要，门指门户，该穴为肾之募，主治水道不利，为水道之门户，故名。

［**定位**］在侧腰部，章门后1.8寸，当第12肋游离端的下方。

［**解剖**］有腹内、外斜肌及腹横肌；有第11肋间动、静脉；布有第11肋间神经。

［**功能**］和胃温肾，化气利水.

［**主治**］

水湿代谢失调病症——小便不利，水肿等。

胃肠病症——腹胀，肠鸣泄泻。

经络病——腰痛，胁痛。

［**配穴**］

配行间治腰痛不可久立仰俯。

配身柱、筋缩、命门治脊强脊痛。

配肾俞治腰痛。

［**刺灸法**］直刺0.5~1寸。

［**穴性**］足少阴经之募穴。

114.环跳 Huántiào

［**释名**］跳跃时屈膝屈髋成环曲，此穴主治下肢痿痹、瘫痪，可使下肢恢复跳跃功能，故名。

［**定位**］在股外侧部，侧卧屈股，当股骨大转子最凸点与骶管裂孔连线的外1/3与中1/3交点处。

［**解剖**］在臀大肌、梨状肌下缘；内侧为臀下动、静脉；布有臀下皮神经、臀下神经，深部正当坐骨神经。

［**功能**］疏通经络，强腰益肾。

［**主治**］经络病——腰胯疼痛，痿痹痉挛，半身不遂，截瘫，膝踝肿痛不能转侧。

［**配穴**］

配风市治风痹。

配太白、足三里、阳陵泉、丰隆、飞扬治下肢静脉炎。

配风市、膝阳关、阳陵泉、丘墟治胆经型坐骨神经痛。

配居髎、风市、中渎治股外侧皮神经炎。

配风市、阳陵泉治坐骨神经痛。

配足三里、悬钟治偏瘫。

[**刺灸法**] 直刺2~3寸。治疗下肢疾患可在环跳上1寸处针刺，略向下方刺入，使针感循经达下肢；治疗外生殖器及小腹疾患，宜向病所刺入，针感达病所。

[**穴性**] 足少阳、足太阳经交会穴。

115.风市 Fēngshì

[**释名**] 市有集结之意，该穴主治下肢风痹不仁、偏风半身不遂等证，为风气集结之处又为祛风之要穴，故名。

[**定位**] 在大腿外侧部的中线上，当腘横纹上9寸。

[**简便取穴法**] 直立垂手时，中指尖处。

[**解剖**] 在阔筋膜下，股外侧肌中；有旋股外侧动、静脉肌支；布有股外侧皮神经、股神经肌支。

[**功能**] 祛风散寒，壮骨强筋。

[**主治**]

局部病症——髋骨痛，膝股痛，股部痛。

下肢病症——半身不遂，下肢痿痹，麻木。

皮肤病——遍身瘙痒，脚气。

[**配穴**]

配风池、大杼、大椎、命门、关元、腰阳关、十七椎治类风湿。

配环跳、足三里治中风偏瘫。

配穴曲池、百虫窝治荨麻疹。

[**刺灸法**] 直刺1~2寸。

116.膝阳关 Xīyángguān

[**释名**] 位于膝关节外侧，故名。

[**定位**] 在膝外侧，阳陵泉上3寸，当股骨外上髁上方的凹陷处。

[**解剖**] 在髂胫束后方，股二头肌腱前方；有膝上外侧动、静脉；布有股外侧皮神经末支。

[**功能**] 疏风散寒，舒筋活血。

[**主治**] 下肢疾患——膝膑肿痛，腘筋挛急，小腿麻木。

[**配穴**]

配环跳、承筋治胫痹不仁。

配血海、膝关、犊鼻、丰隆、曲池、合谷治膝关节炎。

[**刺灸法**] 直刺1~1.5寸。

117.阳陵泉 Yánglíngquán

[**释名**] 外侧为阳，陵指高处，泉指凹陷。是穴在下肢外侧腓骨小头前凹陷处，故名。

[**定位**] 在小腿外侧，当腓骨小头前下方凹陷处。

[**解剖**] 在腓骨长、短肌中；有膝下外侧动、静脉；当腓总神经分为腓浅神经及腓深神经处。

[**功能**] 疏肝清胆，泄热利湿，舒筋活络。

[**主治**]

胆腑病——口苦黄疸，胁肋痛，呕吐吞酸。

筋病——痿病，舞蹈病，痉病。

通络病——半身不遂，下肢痹痛，麻木，膝肿痛。

[**配穴**]

配期门、间使——清利肝胆。

配合谷、太冲——息风解痉。

配阴陵泉、灸关元——温化寒食。

配曲池治半身不遂。

配日月、期门、胆俞、至阳治黄疸、胆囊炎、胆结石。

配足三里、上廉治胸胁痛。

配胆俞、日月治胆囊炎。

配环跳、昆仑治腰腿痛。

［**刺灸法**］直刺 1~1.5 寸。

［**穴性**］足少阳经所入为"合"（土）穴；足少阳经下合穴；八会穴之筋会。

118. 光明 Guāngmíng

［**释名**］因该穴主治目疾而得名。

［**定位**］在小腿外侧，当外踝尖上 5 寸，腓骨前缘。

［**解剖**］在趾长伸肌和腓骨短肌之间；有胫前动、静脉分支；布有腓浅神经。

［**功能**］清肝明目，祛风通络。

［**主治**］

目疾——目痛，夜盲，近视，花眼。

经络病——下肢痿痹，乳房胀痛，膝痛。

［**配穴**］

配肝俞、肾俞、风池、目窗、睛明、行间治青光眼和早期白内障。

配穴睛明、球后治目疾。

［**刺灸法**］直刺 1~1.5 寸。

［**穴性**］足少阳经络穴。

119. 悬钟 Xuánzhōng

［**释名**］穴当足踝上 3 寸，昔时常有小儿此处悬带响铃似钟而得名。

［**别名**］绝骨。

[定位] 在小腿外侧，当外踝尖上3寸，腓骨前缘。

[解剖] 在腓骨短肌与趾长伸肌分歧处；有胫前动、静脉分支；布有腓浅神经。

[功能] 祛风利湿，通经活络。

[主治]

经络病——咽喉肿痛，颈项强痛，胸胁胀痛，半身不遂，下肢痿痹。

髓病——痿病，软骨病，落枕。

局部病——足内翻，足外翻。

[配穴]

配太溪、肾俞——补肾益精填髓。

配内庭治心腹胀满。

配昆仑、合谷、肩髃、曲池、足三里治中风半身不遂。

配后溪、列缺治项强落枕。

[刺灸法] 直刺1~1.5寸。

[穴性] 八会穴之髓会。

120.丘墟 Qiūxū

[释名] 高处称丘，大丘称墟，此指外踝而言。穴在其前下方，故名。

[定位] 在外踝的前下方，当趾长伸肌腱的外侧凹陷处。

[解剖] 在趾短伸肌起点；有外踝前动、静脉分支；布有足背中间皮神经分支及腓浅神经分支。

[功能] 通经活络，通利关节。

[主治]

经络病——颈项痛，胸胁痛，下肢痿痹，疝气。

肝胆火旺——中风，头痛，高血压，瘰疬。

五官病——耳鸣耳聋，目赤肿痛，目翳，鼻渊，疟腮。

局部病——足内翻，足下垂，局部麻木、疼痛。

[配穴]

配太冲、百会——平肝息风。

配阳陵泉、胆俞——清利胆腑。

配昆仑、绝骨治踝跟足痛。

配中渎治胁痛。

配大敦、阴市、照海治卒疝。

配日月、期门、肝俞、胆俞、阳陵泉、腕骨治黄疸、胆道疾患。

配行间、昆仑、太冲治足不能行。

[刺灸法] 直刺0.5~0.8寸。

[穴性] 足少阳经所过为原穴。

[穴位比较]

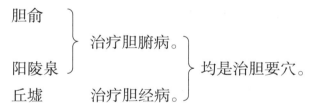

胆俞
阳陵泉 }治疗胆腑病。
丘墟　　治疗胆经病。 }均是治胆要穴。

121.足临泣 Zúlínqì

[释名] 与头临泣相对应而名。

[定位] 在足背外侧，当足4趾本节（第4趾关节）的后方，小趾伸肌腱的外侧凹陷处。

[解剖] 有足背静脉网，第4趾背侧动、静脉；布有足背中间皮神经。

[功能] 疏肝息风，清火化痰。

[主治]

经络病——目赤肿痛，目眩，中风偏瘫，乳痈。

痛证——头痛，胁肋疼痛，痹痛不仁，足跗肿痛。

月经病——月经不调。

[配穴]

配三阴交治痹证。

配三阴交、中极治月事不利。

配三阴交、中极治月经不调。

配阳谷、腕骨、申脉治眩晕。

[刺灸法] 直刺0.5~0.8寸。

[穴性] 足少阳经所注为"输"（木）穴；八脉交会穴——通带脉。

122.侠溪 Xiáxī

[释名] 侠通挟，溪指沟陷。穴处4、5趾间缝缝间的沟陷中，故名。

[定位] 在足背外侧，当第4、5趾间缝纹端。

[解剖] 有趾背侧动、静脉；布有足背中间皮神经之趾背侧神经。

[功能] 清热息风，消肿止痛。

[主治]

头面五官病症——头痛眩晕，耳聋耳鸣，目赤肿痛，颊肿。

痛证——胁肋疼痛，膝股痛，足跗肿痛。

[配穴]

配太阳、太冲、阳白、风池、头临泣治眩晕、偏头痛、耳鸣、耳聋。

配阳关治膝关节肿痛。

[刺灸法] 直刺0.3~0.5寸。

[穴性] 足少阳经所溜为"荥"（水）穴。

十二、足厥阴肝经

123.大敦 Dàdūn

[释名] 穴当足大趾端，其处敦厚，故名。

[定位] 在足大趾末节外侧，距趾甲角0.1寸。

[**解剖**] 有足趾背动、静脉；布有腓神经的趾背神经。

[**功能**] 调理经血，苏厥醒神。

[**主治**]

妇科病——月经不调、崩漏阴挺。

前阴病——阴缩阴痛，阴痒疝气，尿血，癃闭遗尿，淋疾，

经络病——少腹痛，腰痛。

神志病——癫狂，痫证。

[**配穴**]

配内关、水沟治癫、狂、痫和中风昏仆。

配膻中、天突、间使治梅核气。

配照海治寒疝（《百症赋》）。

[**刺灸法**] 斜刺0.1~0.2寸，或用三棱针点刺出血。

[**穴性**] 足厥阴经所出为"井"（木）穴。

124.行间 Xíngjiān

[**释名**] 行即经过，因穴位于大、次趾之间而得名。

[**定位**] 在足背侧，当第1、2趾间，趾蹼缘的后方赤白肉际处。

[**解剖**] 有足背静脉网；第1趾背侧动、静脉；腓神经的跖背侧神经分为趾背神经的分歧处。

[**功能**] 泻肝息火，凉血清热。

[**主治**]

经络病——疝气，胸胁满痛，膝肿，下肢内侧痛，足跗肿痛。

目疾——目赤肿痛，青盲，目眩斜视。

妇科病——月经不调，痛经闭经，白带，阴中痛。

泌尿系统病——遗尿，淋证。

肝火证——中风，头痛眩晕，牙痛，胁痛，耳鸣耳聋，瘰疬，失眠。

血证——咯血吐血，衄血。

神志病——癫狂。

[配穴]

配丘墟、阴陵泉——清利湿热。

配风池、复溜——息风滋阴。

配尺泽、三阴交——凉血止血。

配睛明治青光眼，降眼压。

配太冲、合谷、风池、百会治肝火上炎、头痛、眩晕、衄血。

配中脘、肝俞、胃俞治肝气犯胃之胃痛。

配中府、孔最治肝火犯肺干咳或咯血。

配睛明治雀目肝气（《百症赋》）。

配涌泉治消渴（《百症赋》）。

配复溜治阴虚肝热。

[刺灸法] 直刺0.5~0.8寸。

[穴性] 足厥阴经所溜为"荥"（火）穴。

125.太冲 Tàichōng

[释名] 本穴为足厥阴经之原穴、输穴，肝主藏血，冲指要冲，太冲指此处血气充盛。

[定位] 在足背侧，当第1、2跖骨结合部之前凹陷处。

[解剖] 在拇长伸肌腱外缘；有足背静脉网，第1跖背侧动脉；布有腓深神经的跖背侧神经，深层为胫神经足底内侧神经。

[功能] 清泄肝火，化湿行气，活血养血。

[主治]

神志病——小儿惊风，癫狂，痫证。

月经病——月经不调，痛经闭经。

泌尿系统病——遗尿癃闭。

肝胆病——黄疸胁痛，腹胀呕逆。

经络病——下肢痿痹，膝股内侧痛，足跗肿痛，咽痛嗌干。

肝火、肝风证——中风，头痛眩晕，抽搐。

五官病——目赤肿痛，视物模糊，耳鸣耳聋。

血证——尿血，衄血，吐血。

通路病——疝气，胁痛，奔豚气。

[配穴]

配光明（原络配穴）。

配肝俞（俞原配穴）。

配合谷——称开四关，具有开窍醒神的作用，又治四肢抽搐。

配间使——疏肝解郁。

配大敦治七疝。

泻太冲、补太溪、复溜治肝阳上亢之眩晕。

配肝俞、膈俞、太溪、血海治贫血羸瘦。

配间使、鸠尾、心俞、肝俞治癫狂、痫证。

配合谷治口㖞。

配百会治头痛、眩晕。

配伏兔治下肢痿躄。

配中封、足三里治步行艰难（《胜玉歌》）。

[**刺灸法**] 直刺0.5~0.8寸。

[**穴性**] 足厥阴经所注为"输"（土）穴；本经原穴。

[**穴位比较**]

①间使：主治胸膈、胁、上腹、肩背、腰及
上肢疾病，有行气散滞之功效。　　｝均有理气功效。

　太冲：主治胁肋、小腹、少腹、阴器、
目、面、巅顶及下肢疾病，有疏肝理气之功效。

②行间：清热降逆为主。偏于治疗肝气郁结、
肝火上炎之肝实证，多用泻法。　　｝均可平肝降逆通络。

　太冲：养血平肝，穴性平和，以调经为主。
既治肝实证又治寒滞肝脉及肝血虚证。

较行间治病范围广。

126.蠡沟 Lígōu

[**释名**] 穴处踝关节皮肉封藏，两筋之裹菀其中，故名。

[**定位**] 在小腿内侧，当足内踝尖上5寸，胫骨内侧面的中央。

[**解剖**] 在胫骨内侧面下1/3处；其内后侧有大隐静脉；布有隐神经的前支。

[**功能**] 疏肝理气，清热利湿。

[**主治**]

妇科病——阴痒阴痛，阴挺，赤白带下，月经不调。

泌尿系统病——小便不利，疝气，睾丸疼痛。

经络病——小腹痛，腰背拘急不可俯仰，胫部酸痛。

[**配穴**]

配百虫窝、阴陵泉、三阴交治滴虫性阴道炎。

配中都、地机、中极、三阴交治月经不调、带下症、睾丸炎。

配大敦、气冲治睾肿、卒疝、赤白带下。

[**刺灸法**] 平刺0.5~2寸。

[**穴性**] 足厥阴经络穴。

127.曲泉 Qūquán

[**释名**] 是穴位于屈膝时呈现凹陷处，故名。

[**定位**] 在膝内侧，屈膝，当膝关节内侧端，股骨内侧髁的后缘，半腱肌、半膜肌止端的前缘凹陷处。

[**解剖**] 在胫骨内髁后缘，半膜肌、半腱肌止点前上方；有大隐静脉、膝最上动脉；布有隐神经、闭孔神经，深向腘窝可及胫神经。

[**功能**] 舒筋活络，调理气血，清利湿热。

[**主治**]

肝风证——头痛，目眩，癫狂。

妇科病——月经不调，痛经，带下，阴挺阴痒，产后腹痛。

男性病——遗精，阳痿，疝气，小便不利。

经络病——膝髌肿痛，下肢痿躄。

[配穴]

配丘墟、阳陵泉治胆道疾患。

配复溜、肾俞、肝俞治肝肾阴虚之眩晕、翳障眼病。

配支沟、阳陵泉治心腹疼痛、乳房胀痛、疝痛。

配归来、三阴交治肝郁气滞之痛经、月经不调。

配三阴交、照海治疝气腹痛（《席弘赋》）。

[刺灸法] 直刺1~1.5寸。

[穴性] 足厥阴经所入为"合"（水）穴。

128.章门 Zhāngmén

[释名] 章意为彰明，穴属肝经，主春，主生，主明，且为脏气之会，分列左右两胁，称之为门，故名。

[定位] 在侧腹部，当第11肋游离端的下方。

[解剖] 有腹内、外斜肌及腹横肌；有肋间动脉末支；布有第10、11肋间神经；右侧当肝脏下缘，左侧当脾脏下缘。

[功能] 疏肝理气，调和脾胃。

[主治]

肝胆病——胁肋痛，黄疸，腹中痞块，胆结石。

脾胃病——腹痛腹胀，肠鸣泄泻，胃痛，呕吐呃逆，小儿疳积。

局部病——膨胀积聚，腰脊痛。

[配穴]

配脾俞、足三里——健脾益胃。

配太冲、公孙——疏肝和胃。

配丘墟、行间——疏肝利胆。

配足三里治荨麻疹、过敏症。

配天枢、脾俞、中脘、足三里治肝脾不和之证。

配肾俞、肝俞、水道、京门、阴陵泉、三阴交、阳谷、气海治肝硬化腹水、肾炎。

配足三里治腹泻。

[**刺灸法**] 斜刺0.5~0.8寸；防止针刺过深，肝脾肿大者慎刺，以免伤及脏器。

[**穴性**] 足太阴经之募穴；八会穴之脏会。

[**穴位比较**]

脾俞：补多泻少，泻之易于伤脾，补之健脾益气，多用于治疗脾虚证。

章门：泻多补少，补之易致涩滞，泻之疏肝理气，多用于治疗肝胆、脾胃、胁肋痞块等疾患。

129.期门 Qīmén

[**释名**] 期指一周，十二经脉气血始于云门、终于期门，周而复始，故名期门。

[**定位**] 在胸部，当乳头直下，第6肋间隙，前正中线旁开4寸。

[**解剖**] 有腹直肌、肋间肌；有肋间动、静脉；布有第6、7肋间神经。

[**功能**] 疏肝理气，健脾和胃。

[**主治**]

气滞证——胸胁胀满疼痛，胃痛，饥不欲食，呕吐呃逆，吞酸腹胀。

局部病——胸胁满闷，乳痈乳癖，乳汁缺乏。

[**配穴**]

配肝俞（俞募配穴）。

配太冲（原募配穴）。

配阳陵泉、间使——疏肝理气利胆。

配大敦治疝气。

配肝俞、公孙、中脘、太冲、内关治肝气郁结之证。

配期门、通里治外感汗不出。

配支沟、阳陵泉治胁痛。

[**刺灸法**] 斜刺0.5~0.8寸，不可深刺。留针时因体位移动、呼吸幅度加大、咳嗽，针体会徐徐自行进入，所以要用短针或斜刺。

[**穴性**] 本经终止穴，足厥阴经之募穴。

[**穴位比较**]

①肝俞：多治疗肝气郁结、气滞血瘀、肝血不足所致之肝胃、胁肋、眼目病症，补泻均可。

期门：多治疗肝气郁结、气滞血瘀所致之肝胆、胁肋、乳房病症，多用泻法。

②太冲：肝之原穴，治疗肝气郁结、肝火、寒滞肝脉、肝血不足之病症，能发挥辨证和循经取穴双重作用。

期门：功用同上，为肝之募穴，取之能收到辨证和循经取穴双重效果。

③章门：治肠道疾病之泄泻、腹胀。　}　均治肝胆肠胃疾病。
期门：治肝胆气滞之胁肋痛。

十三、督脉

130.长强 Chángqiáng

[**释名**] 长强为督脉之络，夹脊，上顶，散头上，其分布"长"而作用"强"，故名。

[**定位**] 尾骨端下，当尾骨端与肛门连线的中点处。

[**解剖**] 穴内有神经血管：浅层有肛神经皮支分布；深层有肛神经肌支和肛动脉分布。

[**功能**] 清利湿热，安神通络。

[主治]

肛门疾患——痔疾，脱肛，便血。

肠腑疾患——泄泻，痢疾，便秘。

膀胱疾患——癃闭，淋证，阴部湿痒。

经络病——腰脊，尾骶部疼痛。

神志病——癫、狂、痫。

痉病——脊柱强痛，角弓反张。

[配穴]

配承山治肛门疾患。

配二白、阴陵泉、上巨虚、三阴交治痔疮。

配精宫、二白、百会（灸）治脱肛、痔疮。

配小海、少海治癫痫抽搐。

[刺灸法] 紧靠尾骨前面平刺2.5~3寸，不宜直刺，以免伤及直肠。

[穴性] 本经起始穴；本经络穴。

131. 腰俞 Yāoshū

[释名]《素问·缪刺论》："腰尻之解……是腰俞。"腰尻指骶骨，解指骶管裂孔处，穴位均可称"俞"，故名。

[定位] 骶部，当后正中线上，适对骶管裂孔。

[解剖] 在骶后韧带、腰背筋膜中；有骶中动、静脉后支，棘间静脉丛；布有尾神经分支。

[功能] 温肾强腰，散寒祛湿。

[主治]

肛门疾患——痔疾，脱肛，便血。

肠腑疾患——腹泻，便秘。

膀胱疾患——淋浊。

月经病——月经不调。

经络病——腰脊强痛，下肢痿痹。

神志病——癫痫。

[配穴]

配膀胱俞（灸）、长强、气冲、上髎、下髎、居髎治腰脊冷痛。

配太冲治脊强反折、抽搐。

[刺灸法]向上斜刺0.5~1寸；可灸。

132.腰阳关 Yāoyángguān

[释名]穴当腰部，内应丹田，为元阴元阳交关之处。穴属督脉，为阳脉之海，关于一身之阳，故名。

[定位]在腰部，当后正中线上，第4腰椎棘突下凹陷中。

[解剖]在腰背筋膜、棘上韧带及棘间韧带中；有腰动脉后支、棘间皮下静脉丛；布有腰神经后支的内侧支。

[功能]温肾强腰，祛湿散寒。

[主治]

生殖系疾患——阳痿，遗精，不孕。

月经病——月经不调，赤白带下。

经络病——腰骶疼痛，下肢痿痹。

[配穴]

配肾俞、次髎、委中治腰脊冷痛、四肢厥冷、小便频数。

配腰夹脊、秩边、承山、飞扬治坐骨神经痛、腰腿痛。

配膀胱俞、三阴交治遗尿、尿频。

配大肠俞治腰腹病变。

[刺灸法]向上斜刺0.5~1寸；多用灸法，可采用温灸、温针灸。

133.命门 Mìngmén

[释名]肾气为一身之本，穴当两肾俞之间，为生命的重要门户，故名。

[**定位**] 在腰部，后正中线上，第2腰椎棘突下凹陷中。

[**解剖**] 在腰背筋膜、棘上韧带及棘间韧带中；有腰动脉后支及棘间皮下静脉丛；布有腰神经后支内侧支。

[**功能**] 培元固本，温阳补肾。

[**主治**]

生殖系疾患——阳痿，早泄，遗精，经带病，不孕，胎屡堕。

水湿代谢病——水肿，赤白带，五更泄。

膀胱疾患——遗尿，尿频。

经络病——腰痛，下肢痿痹，脊强反折，手足逆冷。

神志病——癫痫，惊恐。

虚损——泄泻，五劳七伤，头晕耳鸣。

[**配穴**]

配肾俞、太溪治生殖系疾患、膀胱疾患以及水肿、头昏耳鸣等症。

配百会、筋缩、腰阳关治破伤风抽搐。

配命门（灸）、隔盐灸神阙治中风脱证。

配关元、肾俞、神阙治五更泄。

配肾俞、三阴交治肾虚腰痛。

配大肠俞、膀胱俞、阿是穴（灸）治寒湿痹腰痛。

泻命门、阿是穴、委中、腰夹脊穴治腰扭伤疼痛。

配十七椎、三阴交治寒湿凝滞型痛经，用灸法。

[**刺灸法**] 直刺0.5~1寸；可灸。

134.至阳 Zhìyáng

[**释名**] 上脊部为"阳中之阳"，穴属督脉，在第7椎下，7为阳数，故为至阳。

[**定位**] 在背部，当后正中线上，第7胸椎棘突下凹陷中。

[**解剖**] 在腰背筋膜、棘上韧带及棘间韧带中；有第7肋间动

脉后支，棘间皮下静脉丛；布有第7胸神经后支内侧支。

［**功能**］宽胸利膈，健脾调中。

［**主治**］

消化疾患——胃痛，胃下垂，腹痛黄疸，肝胆区胀痛。

肺系病——痰，咳，喘，咽喉病，身热。

局部病——胸胁胀痛，脊强。

［**配穴**］

配曲池、阳陵泉、脾俞治黄疸。

配天枢、大肠俞治腹胀、肠鸣、泄泻。

配内关、神门治心悸、心痛。

配膈俞治背部酸胀疼痛。

［**刺灸法**］向上斜刺0.5~1寸。

135.身柱 Shēnzhù

［**释名**］支撑为"柱"，意指其重要，穴当第3胸椎下，在两肺俞之间，意指脊椎为一身之柱，又指肺主人一身之气，其作用重要，故名。

［**定位**］背部，当后正中线上，第3胸椎棘突下凹陷中。

［**解剖**］在腰背筋膜、棘上韧带及棘间韧带中；有第3肋间动脉后支，棘间皮下静脉丛；布有第3胸神经后支内侧支。

［**功能**］宣肺宁神，祛风活络。

［**主治**］

肺系病——身热头痛，咳嗽，气喘。

神志病——惊厥，癫狂，痫证。

局部病——脊背酸胀、疼痛，疔疮发背。

［**配穴**］

配水沟、内关、丰隆、心俞治癫狂、痫证。

配风池、合谷、大椎治肺热咳嗽。

配灵台、合谷、委中治疗毒。

配天突、膻中、肺俞止咳平喘。

配膏肓穴位注射抗生素疗肺病。

[**刺灸法**] 向上斜刺0.5~1寸。

136. 大椎 Dàzhuī

[**释名**] 第7颈椎棘突隆起最高，穴在其下，故名大椎。

[**定位**] 在后正中线上，第7颈椎棘突下凹陷中。

[**解剖**] 在腰背筋膜、棘上韧带及棘间韧带中；有颈横动脉分支，棘间皮下静脉丛；布有第8颈神经后支内侧支。

[**功能**] 疏风解表，清热通阳。

[**主治**]

外感病——感冒，发热，头痛，咳嗽，喘逆。

热病——疟疾，骨蒸潮热。

伤暑——中暑，霍乱，呕吐。

虚损病——五劳七伤，乏力。

皮肤病——痤疮，风疹。

督脉病——脊柱强直，颈项不利，脊背疼痛。

神志病——小儿惊风，癫狂，痫证，癔症。

[**配穴**]

配曲池、合谷、膈俞、三阴交治痤疮等皮肤病。

配后溪治督脉病、颈椎病、脊柱强直、角弓反张。

配风门、肺俞祛风解表，宣肺治咳喘。

配肺俞可益气固表治虚损盗汗、劳热。

配四花穴（双侧膈俞、胆俞）治百日咳。

配百会、太冲——通督醒神。

配曲池预防流行性脑脊髓膜炎。

配合谷治白细胞减少症。

配足三里、命门增强免疫力。

配大椎、定喘、孔最治哮喘。

配曲池、合谷泻热。

配腰奇、间使治癫痫。

配肺俞、风门治外感病。

[**刺灸法**] 向下斜刺，针感逐渐循督脉至腰骶部，向左或右刺，针感至同侧肩背部。治痤疮可放血拔罐；退热可用三棱针放血，治小儿发热效果尤佳。

137. 哑门 Yǎmén

[**释名**] 本穴主治喑哑不能言，故名。

[**定位**] 在项部，当后发际正中直上0.5寸。

[**解剖**] 在项韧带和项肌中，深部为弓间韧带和脊髓；有枕动、静脉分支及棘间静脉丛；布有第3颈神经和枕大神经支。

[**功能**] 疏风通络，开窍醒神。

[**主治**]

喑哑病症——聋哑，舌喑，急性喉炎，咽炎，局部喉头水肿。

脑血管病——中风舌缓不语，重舌。

神志病——癫狂，痫证，癔症。

儿科疾患——五迟五软。

经络病——颈项强急疼痛，角弓反张。

[**配穴**]

配水沟、廉泉治舌强不语、暴喑、咽喉炎。

配廉泉治舌体病变或咽喉病所致的言语不利。

配中渚、听宫治聋哑。

配风府治项强。

配听会、外关（或中渚）、丘墟治高热或疟疾所致的耳聋。

配百会、水沟、丰隆、后溪治癫狂、癫痫。

配风池、风府治中风失语、不省人事。

配劳宫、三阴交、涌泉等九穴为回阳九针，可以开窍醒神治昏厥。

配脑户、百会、风池、太溪、昆仑、肾俞治大脑发育不全。

[刺灸法] 患者取正坐位，头微前倾，项部放松，直刺或向下斜刺0.5~1寸，不可向上斜刺或深刺，否则刺入枕骨大孔，伤及延髓。

[禁忌] 本穴不灸。

[穴位比较]

哑门：开宣音窍，益脑增音，偏于
    治疗脑病之失语。
                          } 均为治疗失语的常用穴。
廉泉：宣通舌络，补益舌本，偏于
    治疗舌病之失语。

138.风府 Fēngfǔ

[释名] "风"指风邪，"府"指聚会之处。意指穴处为风邪侵袭的部位，主治一切风证，故名。

[定位] 项部，当后发际正中直上1寸，枕外隆凸直下，两侧斜方肌之间凹陷处。

[解剖] 在项韧带和项肌中，深部为环枕后膜和小脑延髓池；有枕动、静脉分支及棘间静脉丛；布有第3颈神经和枕大神经支。

[功能] 清热散风，通关开窍。

[主治]

神志病——癫狂，痫证，癔症，悲恐惊悸。

五官疾患——咽喉肿痛，目痛，鼻衄。

脑病——中风不语，半身不遂，眩晕，脑瘫，痴呆。

风病——偏于内风，治肝风内动之病。

局部病——颈项强痛。

［**配穴**］

配腰俞治足不仁。

配昆仑治癫狂、多言。

配二间、迎香治鼽衄。

配金津、玉液、廉泉治舌强难言。

贺普仁教授治小儿脑瘫方：风府、哑门、通里、照海、百会、四神聪、譩譆。

［**刺灸法**］患者取伏案正坐位，使头微前倾，项肌放松，向下颌方向缓慢刺入0.5~1寸。针尖不可向上斜刺或深刺，否则易刺入枕骨大孔，伤及延髓。

139.百会 Bǎihuì

［**释名**］百形容多，会指聚会。意指百脉聚会，头为诸阳之会，穴居颠顶正中，为三阳五会之所，故名。

［**定位**］在头部，当前发际正中直上5寸，或两耳尖连线中点处。

［**解剖**］在帽状腱膜中；有左右颞浅动、静脉及左右枕动、静脉吻合网；布有枕大神经及额神经分支。

［**功能**］苏厥开窍，升阳举陷。

［**主治**］

灸百会升阳举陷。

百会放血治高血压病。

风邪病症——头痛，眩晕，中风。

下陷病症——脏器下垂（如胃下垂），阴挺，脱肛。

神志病——癫痫，癔症，狂证，厥证，惊悸，健忘。

五官疾患——耳鸣，鼻塞。

［**配穴**］

配合谷、太冲加十宣放血治窍闭神昏。

配太冲、丘墟——平肝息风，潜阳清脑。

配水沟、合谷、间使、气海、关元治尸厥、卒中、气脱。

配水沟、大椎——解痉醒神。

配关元回阳固脱。

配天窗治中风失音不能言语。

配长强、大肠俞治小儿脱肛。

配脑空、天枢治头风。

配养老、风池、足临泣治梅尼埃病。

针百会透曲鬓、天柱治脑血管痉挛、偏头痛。

配水沟、足三里治低血压。

配水沟、京骨治癫痫大发作。

配肾俞（回旋灸）主治炎症。

[**刺灸法**] 平刺0.5~0.8寸，习惯上从前向后刺。因《黄帝内经》中提出"气主温煦"，温煦可以补气升提，故升阳举陷多用灸法。治疗高血压病时可放血。

[**穴位比较**]

风府：偏于治疗外风、脑风。
百会：偏于治疗内风（肝风）。 ⎫
⎭ 均是治疗风病的穴位。

140.神庭 Shéntíng

[**释名**] 脑为元神之府，穴当前发际正中，犹如门庭，故名。

[**定位**] 在头部，当前发际正中直上0.5寸。

[**解剖**] 在左右额肌之交界处；有额动、静脉分支；布有额神经分支。

[**功能**] 清热散风，通窍安神。

[**主治**]

神志病——癫痫，癔症，狂证，惊悸，不寐。

局部病——头痛，眩晕，面肌痉挛，多发于眼睑、口角。

目疾——目赤肿痛，泪出，目翳，雀目。

鼻疾——鼻塞，鼻渊，鼻衄。

心神病——抑郁症，焦虑症。

［**配穴**］

配行间治目泪出。

配囟会治中风不语。

配兑端、承浆治癫痫呕沫。

配水沟治寒热头痛、喘咳、目不可视。

配太冲、太溪、阴郄、风池治肝阳上亢型头痛、眩晕、失眠等病症。

配合谷、印堂、迎香治过敏性鼻炎，病程长者加用足三里、神门。

配三阴交治失眠、小儿多动症。

［**刺灸法**］平刺0.3~0.5寸；可灸。

141.印堂 Yìntáng

［**释名**］古代称额部两眉头之间为"阙"，星相家称其为印堂，穴在其上，故名。

［**定位**］在额部，两眉头连线的中点。

［**解剖**］在降眉间肌中，浅层有滑车上神经分布，深层有面神经颞支分布。

［**功能**］清头明目，通鼻开窍。

［**主治**］眉棱骨疼，头痛，眩晕，鼻渊，鼻衄，小儿惊风。

［**刺灸法**］平刺0.3~0.5寸。

142.素髎 Sùliáo

［**释名**］白色称"素"，肺应白色，且开窍于鼻，"素"又有原始之意，古代将鼻看作一身之始；"髎"泛指孔穴。穴当鼻尖，故名。

［**定位**］在面部，当鼻尖的正中央。

［**解剖**］在鼻尖软骨中；有面动、静脉鼻背支；布有筛前神经鼻外支（眼神经分支）。

［**功能**］清热通窍，醒神苏厥。

［**主治**］

窍闭——脑血管病急性期，一氧化碳中毒，癫痫发作神志不清，小儿惊风惊厥、昏迷，新生儿窒息。

鼻疾——鼻塞，鼻衄，鼻渊，鼻中息肉。

［**配穴**］

配百会、足三里治低血压休克。

配迎香、合谷治鼻渊。

配十宣、合谷、太冲治神志不清的闭证。

［**刺灸法**］向上斜刺0.3~0.5寸，或点刺出血。

143.水沟 Shuǐgōu

［**释名**］是穴位于人中中，状如"水沟"，故名。

［**别名**］人中。

［**定位**］在面部，当人中的上1/3与中1/3交点处。

［**解剖**］在口轮匝肌中；有上唇动、静脉；布有眶下神经支及面神经颊支。

［**功能**］清热开窍，回阳救逆。

［**主治**］

神志病——昏迷，晕厥，急慢惊风，中暑，闭证，癫痫，厥证，癔症，牙关紧闭。

面部疾患——面瘫，面痛，风水面肿，鼻病、鼻塞，鼻衄，齿痛。

经络病——脊膂强痛，挫闪腰疼，痉病，腰腿下肢病。

［**配穴**］

配百会、十宣、涌泉治昏迷急救。

配上星、风府治鼻流清涕。

配委中（泻法）治急性腰扭伤。

配三阴交、血海治月经不调、崩漏。

配神阙治中暑、癫痫发作。

配颊车、地仓治面痛。

配委中、尺泽治中暑。

配内关治癫狂。

配合谷透劳宫治癔症发作。

[**刺灸法**] 向上斜刺0.3~0.5寸，强刺激；雀啄灸以流泪或眼球湿润为度，也可用指甲掐按。

十四、任脉

144. 曲骨 Qūgǔ

[**释名**] 耻骨联合上方略呈弯曲，故名。

[**定位**] 在下腹部，当前正中线上，耻骨联合上缘的中点处。

[**解剖**] 在腹白线上；有腹壁下动脉及闭孔动脉的分支；布有髂腹下神经分支。

[**功能**] 温补肾阳，调经止带。

[**主治**]

妇科病——月经不调，赤白带下，痛经。

前阴病——小便淋沥，遗尿，疝气，遗精，阳痿，阴囊湿疹。

胃肠病——少腹胀满。

[**配穴**]

配肾俞、志室、大赫、关元、命门治阳痿、遗精（肾气虚型）。

配膀胱俞、肾俞、次髎、阴陵泉、蠡沟治阳痿、遗精、癃闭、淋证、阴痒、湿疹、带下（湿热下注）。

配中极、关元、肾俞治肾虚、遗尿、小便不利。

配关元、命门、阴交（或灸）治宫寒不孕、痛经。

配中极、气海治遗精。

[刺灸法] 直刺0.5~1寸，内为膀胱，应在排尿后进行针刺；可灸。

[穴性] 足厥阴经、任脉交会穴。

145.中极 Zhōngjí

[释名] 穴当一身上下之"中"，"极"者，以示经近极端。

[定位] 在下腹部，前正中线上，当脐中下4寸。

[解剖] 在腹白线上，深部为乙状结肠；有腹壁浅动、静脉分支，腹壁下动、静脉分支；布有髂腹下神经的前皮支。

[功能] 化气行水，约束膀胱。

[主治]

前阴病——小便不利，遗尿，癃闭，淋证。

妇科病——月经不调，痛经，崩漏，带下，阴痛，阴痒，阴挺，产后恶露不止，胞衣不下。

生殖系统疾患——阳痿，早泄，遗精，白浊。

局部病症——疝气偏坠，积聚腹痛。

[配穴]

配膀胱穴（俞募配穴）补则约束膀胱；泻则通调水道。

中极透曲骨、配三阴交、地机治产后、术后尿潴留。

中极透曲骨、配气海、膻中、足三里治老年气虚型尿潴留。

配蠡沟、漏谷、承扶、至阴治小便不利、失禁。

配阴谷、气海、肾俞治遗溺不止。

配大敦、关元、三阴交治疝气偏坠。

配水分、三焦俞、三阴交、气海、委阳治水肿。

配阴陵泉——利水祛湿。

配肾俞、气海、三阴交治月经不调。

［**刺灸法**］直刺0.5~1寸，可灸。

胃肠疾病——向上斜刺感传向上。

尿道疾病——向下斜刺感传向下。

膀胱、小腹疾病——直刺。

［**禁忌**］孕妇禁用，防止损胎流产。

［**穴性**］足太阳经之募穴；足三阴经、任脉交会穴。

146.关元 Guānyuán

［**释名**］"关"即关键，重要；穴居丹田，"元气"所藏之处，故名。

［**定位**］在下腹部，前正中线上，当脐中下3寸。

［**解剖**］在腹白线上，深部为小肠；有腹壁浅动、静脉分支，腹壁下动、静脉分支；布有第12肋间神经前皮支的内侧支。

［**功能**］温补肾阳，回阳固脱。

［**主治**］

生殖系统病症——遗精，白浊，阳痿，早泄，不孕，不育。

妇科病——月经不调，经闭，痛经，赤白带下，阴挺，崩漏，阴门瘙痒，恶露不止，胞衣不下。

前阴病——小便不利，尿血，尿频，尿急，尿闭。

肛肠病——痢疾，脱肛，疝气，便血。

胃肠病——少腹疼痛，霍乱吐泻，痢疾，脱肛，疝气。

神志病——中风脱证，虚劳冷惫，羸瘦无力，眩晕。

经络病——腰痛、下肢病（痿病、痹证）。

虚寒病症——泄泻、呃逆、水肿。

［**配穴**］

配太溪、肾俞——温补肾阳。

配神阙、气海——温阳救逆。

配气海、肾俞（重灸）、神阙（隔盐灸）急救中风脱证。

配三阴交、血海、中极、阴交治月经不调。

配中极、大赫、肾俞、次髎、命门、三阴交治男子生殖系统疾患。

配太溪、肾俞治泻痢不止、五更泄。

配三阴交治遗尿。

配足三里、脾俞、公孙、大肠俞治虚劳、里急、腹痛。

配中极、阴交、石门、四满、期门治奔豚。

[**穴位比较**]

中极——增气化、开水道。
关元——补元阳、助气化。
}均可通利小便。

[**刺灸法**] 直刺1~2寸，可灸。孕妇慎用。

[**穴性**] 手太阳经之募穴；足三阴经、任脉交会穴。

147.气海 Qìhǎi

[**释名**] 气海与关元、石门都有关，"脐下、肾间动气"即元气。是处为先天元气之海，主一身气疾，故名。

[**定位**] 在下腹部，前正中线上，当脐中下1.5寸。

[**解剖**] 在腹白线上，深部为小肠；有腹壁浅动脉、静脉分支，腹壁下动、静脉分支；布有第11肋间神经前皮支的内侧支。

[**功能**] 培补元气，调理气机。

[**主治**] "百病皆生于气"，气海为气病要穴。

元气不足之病症——脏器下垂，形体羸瘦，四肢乏力，咳喘，癃淋。

妇科病——月经不调，痛经，经闭，崩漏，带下，阴挺，产后恶露不止，胞衣不下。

生殖系统疾患——遗精，阳痿。

胃肠病——绕脐疼痛，水肿，鼓胀，脘腹胀满，水谷不化，大便不通，泻痢不禁。

[**配穴**]

配关元、神阙——回阳救逆。

配关元、百会——升阳补气。

配中脘、膻中——疏利三焦气机。

配灸关元、膏肓、足三里治喘息短气（元气虚惫）。

配关元、命门（重灸）、神阙（隔盐灸）急救中风脱证。

配足三里、合谷、百会治胃下垂、子宫下垂、脱肛。

配三阴交治白浊、遗精。

配关元治产后恶露不止。

配足三里、脾俞、胃俞、天枢、上巨虚治胃腹胀痛、呃逆、呕吐、水谷不化、大便不通、泻痢不止。

配关元、委中治虚证。

配石门治崩漏。

[**穴位比较**]

中极——水气要穴，具有调摄水道之功，多用于通调水道。

关元——阳气要穴，具有振奋元阳、温补元阳之功，多用于真阳不足之证。

气海——元气要穴，具有培补元气之功，多用于元气不足。

[**刺灸法**] 直刺1~2寸，可灸。孕妇慎用。

[**穴性**] 肓之原穴。

148.神阙 Shénquè

[**释名**] 阙原指门楼、牌楼、宫门，神阙即神气通行之门户。此指胎儿赖此处从母体获得营养以发育之意。

[**定位**] 在腹中部，脐中央。

[**解剖**] 在脐窝正中，深部为小肠；有腹壁下动、静脉；布有第10肋间神经前皮支的内侧支。

[**功能**] 温散寒邪，回阳救逆。为回阳救逆之要穴。

［主治］

神志病——中风虚脱，四肢厥冷，尸厥，风痫，形惫体乏。

妇科病——女子不孕。

前阴病——小便不利，五淋。

胃肠病——绕脐腹痛，水肿鼓胀，呃逆，呕吐，脱肛，泄泻，便秘。

［配穴］

配中脘——温胃散寒。

配关元、太溪——温补脾肾。

配太白、天枢——温脾涩肠止泻。

配三阴交治五淋。

配公孙、水分、天枢、足三里治泻痢便秘、绕脐腹痛（脾肾不和）。

配长强、气海、关元治脱肛、小便不禁、肾虚不孕症。

神阙（隔盐灸）配关元、气海（重灸）治中风脱证。

配公孙治腹胀。

配水分、三间治肠鸣腹泻。

［穴位比较］

神阙：偏于温补脾胃之阳，温中焦，益下焦——偏于温中。

关元：偏于温补肾阳，温下焦，益中焦——偏于温下元。

［刺灸法］禁针，多用灸法。隔盐、隔姜灸10~15分钟。艾灸的温热感有助于判断机体盛衰和虚实寒热的转化。阳亢者热感迅速，阳衰者热感迟缓。

149.建里 Jiànlǐ

［释名］建有调理之意，里指里面。是穴有调理脾胃作用，故名。

［定位］在上腹部，前正中线上，当脐中上3寸。

[**解剖**] 在腹白线上，深部为横结肠；有腹壁上、下动、静脉交界处的分支；布有第8肋间神经前皮支的内侧支。

[**功能**] 健脾化湿，和中消积。

[**主治**] 胃肠病——胃脘疼痛，腹胀，呕吐，食欲不振，腹中切痛，水肿。

[**配穴**]

配内关治胸中苦闷。

配水分治肚腹浮肿。

[**刺灸法**] 直刺1~2寸，可灸。

150.中脘 Zhōngwǎn

[**释名**] 脘同管，原指胃的内腔，因穴居胃的中部，故名中脘。

[**定位**] 在上腹部，前正中线上，当脐中上4寸。

[**解剖**] 在腹白线上，深部为胃幽门部；有腹壁上动、静脉；布有第7、8肋间神经前皮支的内侧支。

[**功能**] 补中益气，健脾和胃。

夹肠病——通肠祛浊；夹肝病——疏泄条达；夹胆病——清利通畅；夹食道病——降逆理气；夹膈病——理气宽膈。

[**主治**]

胃肠病症及其他腑病——胃脘痛，腹胀，呕吐，呃逆，反胃，吞酸，纳呆，食不化，疳积，鼓胀，黄疸，肠鸣，泄利，便秘，便血。

神志病——头痛，失眠，惊悸，怔忡，脏躁，癫狂，痫证，尸厥，惊风。

心胸病——胁下坚痛，虚劳吐血，哮喘。

[**配穴**]

配足三里（合募配穴），是治疗胃肠疾病的常用穴。用补法宜气健中，改善胃腑功能；用泻法通降胃气，消积导滞。

[配穴]

配足三里（合募配穴）是治疗胃肠疾病的常用穴。

脾胃同病——配脾俞、胃俞、太白。

肠胃同病——配天枢、足三里。

肝胃同病——配太冲、期门。

胆胃同病——配日月、期门。

食道病——配天突。

配百会、足三里、神门治失眠、脏躁。

配膻中、天突、丰隆治哮喘。

配梁丘、下巨虚治急性胃肠炎。

配足三里、建里治急慢性胃炎。

配气海、足三里、内关、百会治胃下垂。

配肝俞、太冲、三阴交、公孙治疗胃十二指肠球部溃疡。

配上脘、梁门（电针20分钟）治胆道蛔虫症。

配阳池、胞门、子户（针灸并用）治腰痛、痛经、月经不调。

[穴位比较]

上脘：拟而降之，治胃兼宽胸利膈。

中脘：和而消之，治胃兼调理中气。

下脘：散而祛之，治胃兼通调脏腑。

[刺灸法] 直刺1~1.5寸，可灸。中脘穴多用泻法，"实则阳明，虚则太阴"，胃以实证多见，故常用通降和胃之法。

[穴性] 足阳明经之募穴；八会穴之腑会，手太阳、少阳、足阳明、任脉之会。

151.巨阙 Jùquè

[释名] 巨阙，原意为大牌楼。穴属心募，主治神不守舍，正如《针灸对问》所云，"巨阙，心主宫城也"，故名。

[定位] 在上腹部，前正中线上，当脐中上6寸。

［**解剖**］在腹白线上，深部为肝脏；有腹壁上动、静脉分支；布有第7肋间神经前皮支的内侧支。

［**功能**］宽胸化痰，宁心安神，和胃降逆。

［**主治**］

心胸病——心胸痛，心烦，惊悸，胸满气短，咳逆上气。

胃肠病——腹胀暴痛，呕吐呃逆，噎膈，吞酸，黄疸，泄利。

神志病——尸厥，癫狂，痫证，健忘。

［**配穴**］

配内关、心俞治心胸病。

配足三里、膻中、内关、三阴交、心俞治疗急性心肌梗死。

配内关治心绞痛。

配内关、水沟治癫狂、痫证。

配后溪、申脉治癫痫。

配神门治失眠健忘。

配章门、合谷、中脘、内关、足三里治呃逆。

配关冲、支沟、公孙、解溪治霍乱。

［**刺灸法**］直刺0.5~1寸，不可深刺以免损伤肝脏、肺脏；可灸。

［**穴性**］手少阴经之募穴。

152.膻中 Dànzhōng

［**释名**］"膻"同"壇"，"胸"同"壇"，穴居其中，故名。

［**定位**］在胸部，当前正中线上，平第4肋间，两乳头连线的中点。

［**解剖**］在胸骨体上；有胸廓（乳房）内动、静脉的前穿支；布有第4肋间神经前皮支的内侧支。

［**功能**］宽胸利膈，理气通络。

［**主治**］

心肺疾病——咳、喘、哮，咯唾脓血，胸痹心痛，心悸，心烦。

通路病——产妇少乳，乳癖，噎膈，鼓胀。

[配穴]

配太冲、期门——疏肝解郁，宽胸利膈。

配肺俞——宣肺利气。

配内关——宽胸通脉。

配乳根、合谷、三阴交、少泽、膻中（灸）治产后缺乳。

配曲池、合谷（泻法）治急性乳腺炎。

配内关、三阴交、巨阙、足三里治急性心肌梗死。

配厥阴俞、内关治心悸、心烦、心痛。

配天井治心痛。

配中脘、气海治呕吐反胃。

配天突治哮喘。

配肺俞、丰隆、内关治咳嗽痰喘。

[穴位比较]

膻中：疏利上焦气机，开胸气，降气通络。⎫
中脘：疏利中焦气机，调中气，行气和中。⎬ 均有调气作用。
气海：疏利下焦气机，补元气，益气散滞。⎭

[刺灸法] 平刺0.3~0.5寸，可灸。胸咽部病向上斜刺；胸腹及气逆之病，向下方斜刺，针感至剑突；胸胁及乳房病向左侧或右侧刺入，针感至病所。

[穴性] 手厥阴经之募穴；八会穴之气会。

153.天突 Tiāntū

[释名] 天指上；突指突出，又指烟囱。此穴能通利肺气，故名。

[定位] 在颈部，当前正中线上胸骨上窝中央。

[解剖] 在左右胸锁乳突肌之间，深层左右为胸骨舌骨肌和胸骨甲状肌；皮下有颈静脉弓、甲状腺下动脉分支；深部为气管，

再向下，在胸骨柄后方为无名静脉及主动脉弓；布有锁骨上神经前支。

[**功能**] 宣肺止咳，清利咽喉。

[**主治**]

舌咽病——咯唾脓血，咽喉肿痛，舌下急，暴喑。

气逆证——瘿气，噎嗝，呃逆，梅核气。

心胸病——咳嗽，哮喘，胸中气逆。

[**配穴**]

配肺俞、风门——温肺散寒，降痰利气。

配丰隆理气化痰治梅核气。

配内关、中脘治膈肌痉挛。

配廉泉、涌泉治暴喑。

配少商、天容治咽喉肿痛。

配气舍、合谷治地方性甲状腺肿大。

配定喘、鱼际治哮喘、咳嗽。

配膻中、列缺治外感咳嗽。

配膻中治喘咳。

配内关、中脘治呃逆。

[**刺灸法**] 先直刺0.2~0.3寸，然后沿胸骨柄后缘、气管前缘缓慢向下刺入0.5~1寸；不要深刺，以免压迫气管影响呼吸，肺气肿患者尤慎，以免刺及肺尖。可灸。

[**穴性**] 任脉与阴维脉交会穴。

[**注意事项**] 本穴针刺不能过深，也不宜向左右刺，以防刺伤锁骨下动脉及肺尖。如刺中气管壁，针下有硬而轻度弹性的感觉，患者可能出现喉痒欲咳等现象；若刺破气管壁，可引起剧烈的咳嗽及血痰等现象。如刺中无名静脉或主动脉弓时，针下可有柔软而有弹力的阻力或患者有疼痛感觉，应即退针。

154. 廉泉 Liánquán

[**释名**] 廉指棱角，此处指喉头、舌骨，穴当其上之凹陷，故名廉泉。

[**定位**] 在颈部，当前正中线上，喉结上方，舌骨上缘凹陷处。

[**解剖**] 在甲状软骨和舌骨之间，深部为会厌，下方为喉门，有甲状舌骨肌、舌肌；有颈前浅静脉，甲状腺上动、静脉；布有颈皮神经，深层有舌下神经分支。

[**功能**] 通调舌络，清利咽喉。

[**主治**]

舌咽病——吞咽困难，舌下肿痛，舌根急缩，舌纵涎出，舌强失语，舌干口燥，口舌生疮，暴喑，喉痹，聋哑。

通路病——消渴，食不下。

[**配穴**]

配金津、玉液——散舌部壅热。

配天突、丰隆——祛痰益音。

配尺泽、少商——清利咽喉。

配金津、玉液、天突、少商治舌强不语、舌下肿痛、舌缓流涎、暴喑。

配然谷、阴谷治舌下肿。

配金津，玉液治舌肿不能言。

[**穴位比较**]

天突：治气管、肺疾患，通利气道，化痰宣肺。

廉泉：治咽喉、舌疾患，清利咽喉，通调舌络。

[**刺灸法**]

向舌根斜刺——治吞咽困难、舌强。

直刺——治失音、咽喉疾患，刺入0.5~0.8寸，不留针。

向左、右斜刺，针感至两侧——治喉痹、腮腺炎。

[**穴性**] 任脉与阴维脉交会穴。

155.承浆 Chéngjiāng

[**释名**] 承即承接，浆指口涎。穴当下唇下正中之凹陷，可承接口涎，故名。

[**定位**] 在面部，当颏唇沟的正中凹陷处。

[**解剖**] 在口轮匝肌和颏肌之间；有下唇动、静脉分支；布有面神经及颏神经分支。

[**功能**] 祛风通络，消肿镇痛。

[**主治**]

舌咽病——口眼㖞斜，唇紧，面肿，齿痛齿衄，龈肿，流涎，口舌生疮，暴喑不言。

通路病——消渴嗜饮，小便不禁。

神志病——癫痫。

[**配穴**]

配委中治衄血不止。

配风府治头项强痛、牙痛。

[**刺灸法**] 斜刺0.3~0.5寸，可灸。

[**穴性**] 任脉与足阳明经交会穴。

十五、经外奇穴

156.四神聪 Sìshéncōng

[**定位**] 在头顶部，当百会前后左右各1寸，共4穴。

[**主治**] 中风，头痛，眩晕，失眠，癫痫，狂乱，目疾。

[**刺灸法**]平刺0.5~0.8寸。

157.太阳 Tàiyáng

[**定位**] 在颞部，当眉梢与目外眦之间，向后约1横指的凹陷处。

［**主治**］头痛，目疾，面瘫。

［**刺灸法**］直刺或斜刺0.3~0.5寸，或点刺出血。

158.金津、玉液 Jīnjīn Yùyè

［**定位**］舌系带两侧静脉上，左为金津，右为玉液。

［**主治**］口疮，失语，舌肌萎缩。

［**刺灸法**］点刺出血。

159.定喘 Dìngchuǎn

［**定位**］大椎旁开0.5寸。

［**主治**］气喘，咳喘。

［**刺灸法**］直刺0.5~0.8寸。

160.夹脊 Jiájǐ

［**定位**］在背腰部，当第1胸椎至第5腰椎棘突下两侧，后正中线旁开0.5寸，一侧17穴，左右共34穴。

［**主治**］一切慢性病症，神经虚弱，体虚症。

T1~T3穴位治疗心肺、上肢疾患；

T1~T8穴位治疗胸部疾患；

T8~T12穴位治疗胃肠疾患；

L1~L5穴位治疗腰腹及下肢疾患。

［**刺灸法**］斜刺0.5~1寸。

附 录
程海英教授大事记

时间	事件
1963 年 9 月	上小学
1969 年 9 月	上初中（后期因改为春季入学，学制延长半年）
1973 年 2 月	上高中
1975 年 6 月	进入北京化工厂担任仪表工
1977 年 12 月 11 日	参加恢复高考后首次高考
1978 年 3 月 8 日	考入北京第二医学院（现首都医科大学）中医系
1982 年 12 月	大学毕业分配至北京中医医院
1983 年	全年分别在医院妇科、外科、眼科、内科病房轮转
1984 年	进入针灸科病房工作
1985 年	开启临床带教工作
1987 年	起跟随贺普仁主任临诊
1987 年	开始承担大学课堂授课工作
1987 年 9 月	在北京中医医院首届教师节上荣获优秀教师称号
1987 年 11 月	与王德凤等医生联合撰写的贺老第一部书籍《针灸治痛》出版
1988 年 1 月	晋升为主治医师
1991 年	在针灸教研室周德安主任领导下进行十段教学法的整理，完成了全部文案、影像资料收集筛选以及拍摄工作，并撰写论文发表于《中医教育》杂志，该项目获得北京联合大学教学科研一等奖
1991 年	入选北京市第六届青联委员
1992 年 6 月	调任医院教育处从事教学管理工作

时间	事件
1994年11月	晋升副主任医师，同年12月调回针灸科
1997年5月	被（原）中华人民共和国人事部、（原）中华人民共和国卫生部、国家中医药管理局确定为贺普仁教授学术继承人
1997年11月	获得（原）国家教委颁发的高校教师资格证书，同年被北京联合大学中医药学院聘为副教授
2000年	聘为硕士研究生导师
2000年12月	晋升主任医师
2003年10月19日	参加国家中医药管理局首届全国优秀中医临床人才研修项目全国统考
2004年3月18日	参加国家局首批全国优秀中医临床人才项目
2004年4月至5月	参加国务院侨办组织的中国中医专家团赴澳大利亚、新西兰、斐济讲学义诊
2004年12月	晋升教授
2006年9月	任北京中医医院临床教学督导专家组组长
2007年10月	获得首批全国优秀中医临床人才称号
2007年11月	荣获全国首届中医药传承高徒奖
2008年7月	当选北京针灸学会第三届理事会副会长
2009年9月	作为负责人承担的针灸学课程被首都医科大学评为校级精品课程
2009年	入选北京市中医管理局"125"Ⅰ类人才
2010年9月	入选北京市卫生系统十百千卫生人才"十"层次人选
2010年9月	受世界中医药学会联合会委派赴巴西讲学
2011年	晋升二级主任医师
2011年6月	作为团队带头人领导的针灸学教学团队被评为首都医科大学优秀教学团队
2011年7月	被推选为北京市首批健康科普专家
2011年10月	荣获"首都市民学习之星"称号
2011年12月	荣获"贺氏火针针法优秀传承人"称号
2011年	当选中国针灸学会科普工作委员会副主任委员

时间	事件
2012年3月	赴南非参加世界中医药联合会首届中医药发展非洲论坛
2012年4月	受邀赴日本冲绳进行学术交流
2012年8月	作为世界中医药学会联合会的特聘专家赴西班牙马德里担任国际中医药专业技术职称考试考官
2012年	被国家中医药管理局中医师资格认证中心聘为中医实践技能考试国家首席考官
2013年2月	于人民卫生出版社出版专著《针灸临床实用手册》
2013年5月	作为分会场主持人赴台湾参加海峡两岸中医药交流大会
2013年6月	于古籍出版社出版专著《程海英〈针灸学〉精品课程教案》
2013年10月	当选北京针灸学会第四理事会常务副会长
2014年6月	被中国科协聘为全国针灸脑病首席科学传播专家
2014年6月	被评为北京市医管局（现北京市医院管理中心）"老有所为"之星
2014年10月	赴俄罗斯参加第十一届世界中医药大会
2015年11月	入选第五批北京市中医药传承"双百工程"指导老师
2016年1月	江苏科学技术出版社出版《人体经络穴位实用手册》
2016年5月	在北京中医医院建院60周年之际被授予"杏林人才"称号
2016年10月	北京中医医院成立宽街明医"程海英工作室"
2016年12月	荣获"京城好医生"称号
2017年4月	于中国医药科技出版社出版专著《国医传承与感悟》
2017年11月11日	成功举办程海英工作室学术论坛
2017年12月	入选第六批全国老中医药专家学术经验继承工作指导老师
2019年2月	完成"针法奇术——火针"宣传片
2019年12月	当选北京针灸学会第五理事会常务副会长、针法专业委员会主任委员
2020年	以连续三年获得优秀工作室的成绩完成宽街明医"程海英工作室"建设项目

时间	事件
2020年5月	完成反映程海英工作室业绩的宣传片——"启承心悟 仁术针传"
2021年4月	荣获首届"首都名中医"称号
2021年12月	主持《北京中医药》杂志学术专栏——针药兼施 临证辨治，发表专栏论文6篇
2022年1月	入选第六批北京市老中医药专家继承工作指导老师
2022年5月	入选第七批全国老中医药专家继承工作指导老师
2022年5月	国家中医药管理局全国名老中医药专家程海英传承工作室建设项目获批
2022年10月	程海英全国老中医药专家传承工作室微信公众号开通
2023年2月	于中国医药科技出版社出版专著《新编针灸临床实用手册》
2023年7月	于中国医药科技出版社出版专著《针灸临证心悟》
2024年	完成反映程海英成长历程的纪实片《医针术融合的践行者——程海英》
2024年	于中国医药科技出版社出版专著《程海英医针术融合十讲——研精髓 克顽疾》